Was Mann ab 40 wissen sollte
wissen sollte
Gefahrenzone Prostata

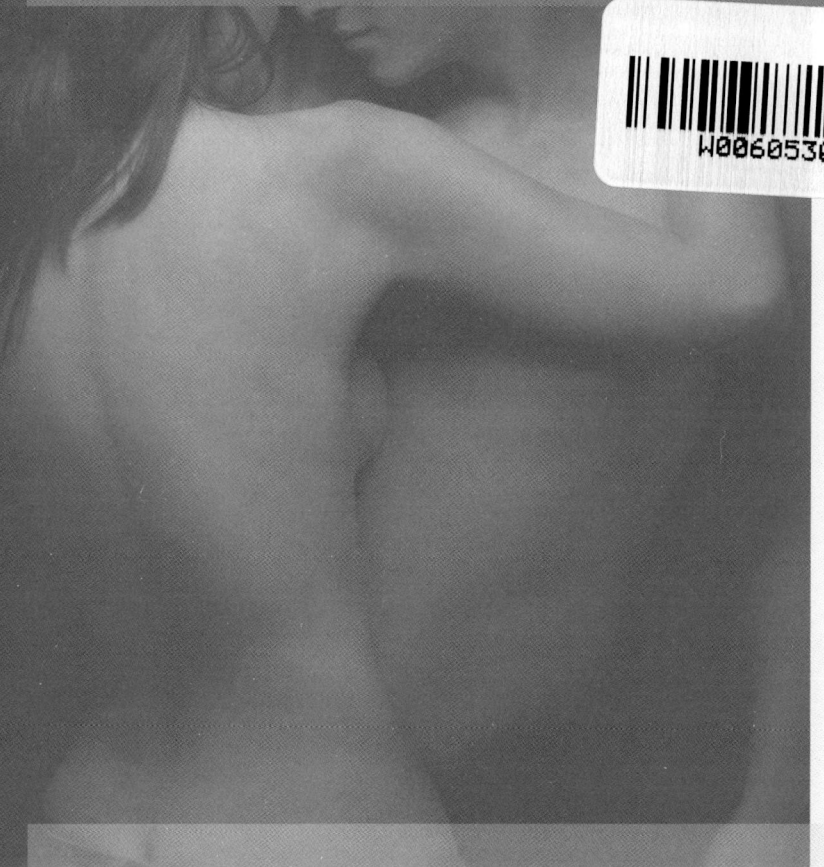

W0060530

Beschwerden vorbeugen, verstehen, behandeln

Dr. Ralf Hettich

IMPRESSUM

© 2010 Lebensschiff GmbH & Co. KG, Hennef 2010

Alle Rechte vorbehalten. Nachdruck und Vervielfältigungen sowie Verbreitung durch Bild, Funk, Fernsehen und Internet, auch auszugsweise, nur mit schriftlicher Genehmigung des Verlages.

1. Auflage 2010

Redaktion: Dr. Ralf Hettich

Herausgeberin: Gabi Breuer

Gutachter: Dr. med. Reinhold M. Schaefer, Facharzt für Urologie, Andrologie, med. Tumortherapie, Bonn - Bad Godesberg

Zeichnungen: Seite 13 bis 66: Christine Goerigk; Seite 94 bis 100: Ute Pawellek

Korrektorat: Dr. Andreas Sombroek

Layout und Satz: DTP & Grafik Büro Brunhilde König, Moosburg

Druck: Druckverlag Kettler GmbH, Bönen, Westfalen

Printed in Germany.

ISBN: 978-3-941824-07-2

www.lebensschiff.de

Haftungsausschluss:

Alle Beiträge wurden mit Sorgfalt recherchiert und überprüft. Dennoch erfolgen alle Angaben ohne Gewähr. Weder der Auto noch die Redaktion oder der Verlag können für die in diesem Buch gemachten Angaben eine Haftung übernehmen. Die hier veröffentlichten Gesundheitsinformationen und Tipps können eine ärztliche Beratung und Betreuung nicht ersetzen. Die Beiträge enthalten keine individuellen Therapie-Ratschläge. Für die Behandlung von Beschwerden und Erkrankungen sollten Sie auf jeden Fall ärztlichen Rat einholen.

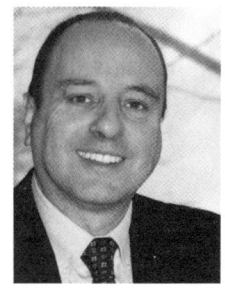

Lieber Leser,

ein gutes Zeichen, dass Sie dieses Buch in Händen halten und Sie mir Ihre Aufmerksamkeit schenken. Dafür danke ich Ihnen. Denn es geht um ein wirklich wichtiges Thema: Es geht um die Gesundheit Ihrer Prostata.

Ihre Prostata ist nicht irgendein Organ – es ist DAS Organ, das Sie als Mann zum Mann macht. Also Ihr männlichstes Organ. Lange Zeit sind die Probleme, die Männer mit zunehmendem Alter mit ihrer Prostata haben, tabuisiert worden. Um die Methoden der Vorsorgeuntersuchungen ranken sich Märchen und Mythen und viele Männer glauben noch immer, dass eine Vergrößerung der Prostata einem Todesurteil gleich kommt.

Mit diesen alten und falschen Bildern räumt dieses Buch auf. Sie erfahren, wie Ihre Prostata funktioniert, wie eine optimale Untersuchung beim Arzt abläuft und vor allen Dingen, was die Untersuchungsergebnisse bedeuten. Sie erhalten praktische Tests und Tipps, damit Sie wissen, worauf Sie vor und bei einer Untersuchung unbedingt achten sollten. Sie bekommen konkrete Informationen über die gängigsten Therapie- und Operationsmethoden und eine sachliche, umfassende Aufklärung, was Ihre PSA-Werte und Befunde bedeuten. Aber dieses Buch kann noch viel mehr für Sie leisten. Es gibt Ihnen eine praktische und konkrete Anleitung zur Vorsorge, damit es gar nicht erst zu einer ernsthaften Erkrankung Ihrer Prostata kommt.

Und diese Vorsorge hat zwei Seiten: Zum einen sollten Sie die Möglichkeiten zu Vorsorgeuntersuchungen wahrnehmen und Ihre Prostata-Gesundheit aktiv kontrollieren lassen. Dieses Buch zeigt Ihnen, warum es gar keinen Grund gibt, die Untersuchungen nicht wahrzunehmen. Keine der Untersuchungen ist schmerzhaft oder auch nur ansatzweise so unangenehm, wie sie oft dargestellt wird. Im Gegenteil: diese Untersuchungen können Ihre Gesundheit schützen, Ihre Potenz bewahren und sogar Ihr Leben retten!

Zum anderen haben Sie die Chance zur Vorbeugung einer Prostatavergrößerung selbst in der Hand. Eine gesunde Ernährung z. B. auch mit ausgewählten Nahrungsergänzungsmitteln und regelmäßiges Beckenbodentraining können die gesunde Funktion Ihrer Prostata auch ohne Eingriff bis ins hohe Alter schützen. Lassen Sie diese Chance nicht ungenutzt verstreichen.

Selbst eine bereits leicht vergrößerte Prostata kann mit dem Einsatz der richtigen Hilfen wieder auf ein normales Maß zurückgehen. Ebenso können Sie bei ersten Funktionsstörungen mit sanften Mitteln aus der Natur Ihre Prostata aktiv unterstützen.

Lassen Sie Ihre Beschwerden immer zunächst von einem Arzt abklären, erst danach sollten Sie selbst aktiv werden. Bewegung, gesunde Ernährung, die richtigen Nahrungsergänzungsmittel und gezieltes Beckenbodentraining sind die beste Voraussetzung dafür, dass Sie die gesunde Funktion Ihrer Prostata und Ihre Männlichkeit noch lange, ausgiebig und gesund genießen.

Nachts wieder durchzuschlafen, einen Film von Anfang bis Ende ungestört anzuschauen und auch bei Ausflügen und in der Gemeinschaft mit anderen nicht immer dadurch aufzufallen, dass Sie mal schnell in die Büsche müssen, ist nur ein erfreulicher Nebeneffekt, den Sie mit gezielter Vorsorge erreichen.

Ich wünsche Ihnen viele neue Informationen und Anregungen für Ihre Gesundheit und grüße

Sie herzlich

Von Mann zu Mann im besten Alter

Ihre

Dr. Ralf Hettich

PS: Meine Damen, sollten Sie dieses Buch lesen, um Ihren Mann besser zu verstehen oder ihm gezielt helfen zu wollen, dann lassen Sie sich durch die maskuline Ansprache bitte nicht verschrecken. Im Gegenteil: fühlen Sie sich eingeladen in die intime Welt des männlichsten aller Organe einzutauchen. Wenn Sie gut informiert sind, profitiert auch Ihr Partner davon. Ich freue mich, dass Sie als Leserin dabei sind!

Warum Ihre Prostata ab Ihrem 40. Lebensjahr ein Eigenleben führt ...

... und Sie nichts davon wissen. Das ist ein Geheimnis, dem Sie auf den folgenden Seiten auf die Spur kommen. Welche Probleme sich daraus im Laufe der Jahre ergeben können und wie Sie diesen Problemen vorbeugen, erfahren Sie ebenso wie alles Wissenswerte über Aufbau, Funktion und mögliche Erkrankungen der „Männerdrüse".

Martin hat immer gut geschlafen. Seine Frau behauptet „wie ein Stein". Aber seit ein paar Wochen treibt es ihn jede Nacht aus dem Bett. Manchmal sogar zwei- oder dreimal. Und dabei ist Martin erst 47 Jahre alt. Kein Alter, um sich über seine Gesundheit Gedanken zu machen. Schließlich ist er fit und das blühende Leben. Prostata-Probleme? Aber er doch nicht. Doch nicht in seinem Alter!

Die Prostata – das zentrale Geschlechtsorgan des Mannes – reagiert sensibel und eigenwillig

Für die meisten Männer sind diese nächtlichen Wanderungen zur Toilette ein erstes Warnsignal für eine mögliche Prostata-Vergrößerung. Auch wenn sie nicht darüber reden: Scham, Potenzängste und eine tiefe Erschütterung des männlichen Selbstverständnisses von Stärke gehen jedes Mal mit zum WC. Mit ihren Problemen stehen sie nicht allein da. Denn jeder zweite Mann über 50 trägt sie mit sich herum. Und jeder Mann ab 30 sollte sich darüber bewusst werden, dass sich in seinem Körper bereits erste Veränderungen ankündigen.

Sie müssen ganz oft – viel öfter, als Sie können?

Auch dieses Phänomen kennt Martin nur zu gut. Es gibt kaum einen Kinofilm, den er noch bis zum Ende anschauen kann ohne eine Toilettenpause einzulegen. Oder im Flugzeug: Da ist er immer der Erste, der losstürmt, wenn die Leuchtanzeige für die Anschnallpflicht ausgeht. Denn wenn er muss, dann muss er, auch wenn es dann nicht so richtig läuft.

Kleine Drüse, große Wirkung – so funktioniert eine gesunde Prostata

Die Prostata – in gesundem Zustand – ist eine etwa kastaniengroße Drüse mit einem Volumen von 25cm^3. Sie wird auch Vorsteherdrüse genannt und ist ein Teil der inneren Geschlechtsorgane des Mannes. Sie ist etwa 3 cm lang, 4 cm breit und 2 cm dick. Angesiedelt ist die Vorsteherdrüse zwischen dem Boden der Harnblase und dem Beckenboden. An die Rückseite der Prostata grenzt der Enddarm.

Die gesunde Prostata ist gerade mal 15 bis 20 Gramm schwer. Sie ist von einer Kapsel aus elastischen, glatten Muskelfasern und Bindegewebe umhüllt. Durch die Prostata selbst verläuft die Harnröhre. Es befinden sich ca. 30 bis 50 Drüsen mit 15 bis 30 Ausführungsgängen in der Prostata. Diese Drüsen sind in weiches Bindegewebe eingebettet, das mit Bündeln glatter Muskulatur, Gefäßen und Nerven durchsetzt ist.

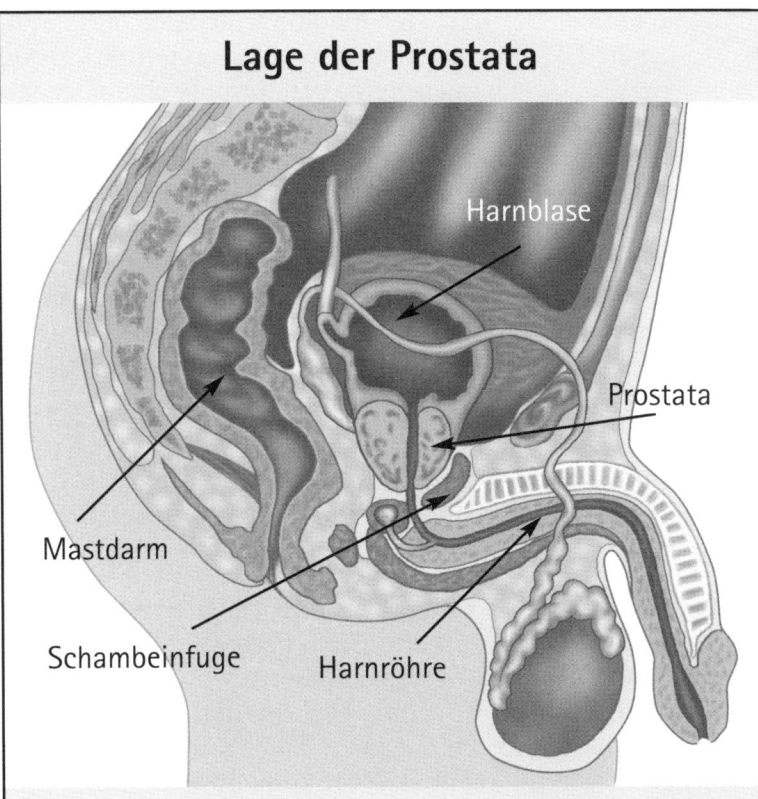

Lage der Prostata

Harnblase

Prostata

Mastdarm

Schambeinfuge

Harnröhre

Die Prostata liegt unter dem Bauchfell. Sie ruht auf dem sogenannten Diaphragma urogenitale und schmiegt sich von unten an die Harnblase an. Zum Rücken hin wird sie vom Mastdarm begrenzt. Zum vorderen Unterlaib hin bildet die Schambeinfuge die Grenze. Mit dieser ist sie durch ein Band verbunden. Durch die Mitte verläuft die Harnröhre, auch Urethra genannt. Dies ist der Grund, warum es bei einer gutartigen Prostata-Vergrößerung zu Problemen beim Wasserlassen kommt.

In den Drüsen befindet sich ein konzentriertes, geschichtetes Sekret. Das Sekret ist leicht sauer, dünnflüssig und trübe. Es gibt der Samenflüssigkeit seinen charakteristischen Geruch. Im Prostatasekret sind auch Immunglobuline, Proteasen sowie Zink und Zitrat enthalten. Neben diesen genannten Substanzen enthält das menschliche Prostatasekret auch typische Proteine, nämlich die sauren Phophatasen und das prostataspezifische Antigen (PSA). Dieses Stichwort sollten Sie sich ruhig schon einmal merken, denn es wird beim Thema Vorsorge eine große Rolle spielen. So viel sei Ihnen jetzt schon mal verraten: Vorsorge tut nicht weh!

Produktion und Überführung dieses Sekretes in die Harnröhre – das ist die spezielle Aufgabe der Prostata

Die zwischen den Drüsen liegenden, glatten Muskelzellen ziehen sich bei einem Samenerguss (Ejakulation) zusammen und stoßen so das Sekret über die Harnröhre aus. Mit diesem Sekret werden die von den Hoden austretenden Samenzellen beweglich und somit flussfähig gemacht. Auch die Nährstoffversorgung und damit die Befruchtungsfähigkeit der Samenzellen werden durch dieses Sekret gewährleistet. Das biogene Polyamin Spermin fördert die Beweglichkeit und die Befruchtungsfähigkeit der Samenzellen.

Querschnitt der Prostata

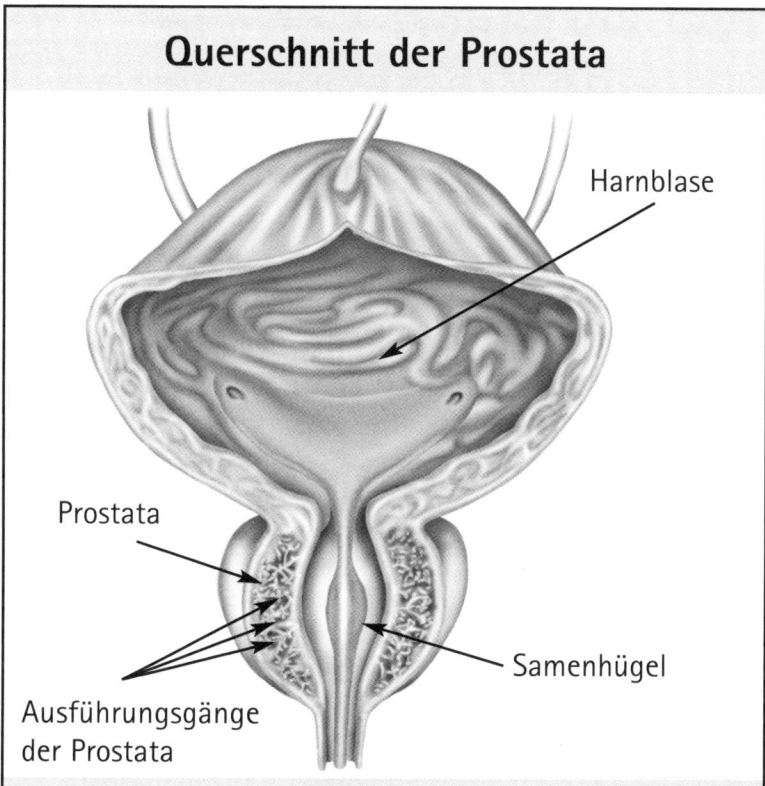

Harnblase

Prostata

Samenhügel

Ausführungsgänge
der Prostata

Die Prostata wird in mehrere Zonen unterteilt, in denen sich die Ausführungsgänge der Drüsen unterscheiden. Abgebildet ist ein Quer-
schnitt. In der inneren Zone enden die Ausführungsgänge der Drüse
direkt in der Harnröhre. In der äußeren Zone sammeln die Drüsen ihr
Sekret in gemeinsamen Ausführungsgängen, bevor sie in der Harnröhre enden. Auf dem so genannten Samenhügel der Harnröhre münden
die Ausführungsgänge der Prostatadrüsen in den sogenannten Spitz-
kanälchen.

Wie verändert sich die gesunde Prostata während Ihres Lebens?

Lange Zeit ist die Prostata bei einem heranwachsenden Jungen nicht entwickelt und in ihrer Größe klein. Ganze 1 bis 2 Gramm wiegt die Prostata bei einem männlichen Säugling. Erst mit dem Eintritt des jungen Mannes in die Pubertät bilden sich die kindlichen Sexualorgane zu denen eines erwachsenen Mannes aus. Die Prostata entwickelt sich kräftig, und mit dem Abschluss der Pubertät ist sie auf die Größe einer Kastanie gewachsen. Diese Größe und auch das Gewicht verbleiben so bis zum Alter von ungefähr 40 Jahren.

Ab diesem Lebensalter wächst die Prostata langsam, aber gleichmäßig an

Daran ist nichts Ungewöhnliches, und es ist auch keine Krankheit, wenn die Prostata sich mit jedem Jahr, das Sie älter werden, vergrößert. Warum sie das tut und welche Faktoren dieses Wachstum konkret steuern, konnte bisher, trotz intensiver Forschung, noch nicht abschließend geklärt werden. Am wahrscheinlichsten ist die Erklärung, dass die altersbedingten Veränderungen im Hormonhaushalt des Mannes dieses normale Wachstum steuern. Die „Hauptverdächtigen" sind die männlichen Geschlechtshormone wie das Testosteron und das Dihydrotestosteron. Ihnen wird beim Wachstum der Prostata eine entscheidende Rolle zugeschrieben.

Diese Vergrößerung stellt auf keinen Fall einen bösartigen Prozess dar. Diese gutartige Vergrößerung der Prostata nennt man auch benigne Prostatahyperplasie, abgekürzt BPH. Diese Abkürzung wird Ihnen im Folgenden noch öfter begegnen.

Fazit:

Die Prostata ist bei einem jungen Mann eine ungefähr kastaniengroße Drüse. Sie liegt unterhalb der Harnblase. Die Prostata umschließt den Anfangsteil der Harnröhre, über die der Urin aus der Blase zum Penis transportiert wird. Sie gehört zu den männlichen Sexualorganen. Die Prostata produziert eine milchig-trübe Drüsenflüssigkeit, die als Transport- und Aktivierungsmittel für die aus den Hoden kommenden Samen dient.

Eine Zunahme von Gewicht und Größe der Prostata gilt ab dem 40. Lebensjahr des Mannes als normal. Diese späte Wachstumsphase geht meist nur langsam voran. Die allmähliche Vergrößerung wird erst wahrgenommen, wenn sich erste Beschwerden wie beispielsweise beim Wasserlassen einstellen. Dem Wachstum der Prostata liegt ein vielschichtiges Geschehen zugrunde. Neben den so genannten Wachstumsfaktoren wie bestimmten körpereigenen Proteinen sind es auch Substanzen, die Entzündungsvorgänge und die Sekretionsleistung des Organs beeinflussen. Mitverantwortlich für die gutartige Prostatavergrößerung (BPH) ist eine altersbedingte Veränderung im Hormonhaushalt des Mannes.

Symptome und Folgen einer gutartigen Prostata-Vergrößerung

Wenn die Prostata sich im Laufe ihrer normalen Entwicklung vergrößert, führt das zu einer meist unangenehmen Begleiterscheinung: zur Verengung der Harnröhre. Das wiederum führt zu den bekannten Blasenentleerungsproblemen, da der Harn nicht richtig abfließen kann. Die Folge: ständiger Harndrang und eine tropfenweise Entleerung der Blase. Der Restharn, der wie eine kleine Pfütze in der Blase verbleibt, weil sie nicht mehr vollständig entleert wird, ist der ideale Nährboden für Bakterien. Bakterielle Entzündungen, die bis in die Hoden und sogar in die Nieren aufsteigen können, sind die Folge.

Wolfgang ist verlegen. Er weiß nicht, wie er dem Arzt seine Beschwerden beschreiben soll. Aber dieses ständige Gefühl, urinieren zu müssen, um dann festzustellen, dass nichts kommt, hat schon seinen Alltag erreicht. Mit niemandem kann er darüber sprechen. Und den Termin beim Arzt hat er nicht einmal selbst gemacht. Seine Frau hat zum Hörer gegriffen, nachdem sie in seiner Unterwäsche Blutflecken entdeckt hat. Einen richtigen Aufstand hat sie gemacht. Nach mehr als 30 Jahren Ehe hat er seine Frau zum ersten Mal wirklich wütend erlebt. Und nun sitzt er hier und schämt sich! Ein ausgewachsener Mann von 57 Jahren.

Wolfgang hat die Symptome schon eine Weile. Aber er hat gedacht, was von selbst kommt, geht auch von selbst.

Nur diesmal stimmt das nicht ganz. Im Gegenteil: Im Laufe der Monate ist es immer schlimmer geworden. Er hat sich sonst was vorgestellt, und je länger er darüber nachgedacht hat, desto weniger wollte er zum Arzt gehen. Schließlich will er ja mit seiner Frau noch gute Jahre haben und nicht als impotenter 60-Jähriger die nächsten 30 Jahre vor sich hin vegetieren und den Spaß an allem, was schön ist und das Leben lebenswert macht, nur noch als Zuschauer genießen! Wenn Sie Ihre Prostata nach der Lektüre dieses Buches ein wenig besser kennengelernt haben, machen Sie es besser als Wolfgang. Denn:

Es gibt mehr als einen guten Grund, beim ersten Anzeichen typischer Prostata-Beschwerden zu handeln

Zu den ersten, eindeutigen Anzeichen einer gutartig vergrößerten oder entzündeten Prostata gehören:

✓ häufiger nächtlicher Harndrang
✓ ein schwacher oder stotternder Harnfluss
✓ das Gefühl von Restharn in der Blase
✓ Schmerzen beim Wasserlassen
✓ Probleme, den Harnfluss in Gang zu bringen
✓ Schmerzen beim Geschlechtsverkehr
✓ dumpfer Druck am Hoden
✓ Gefühl das Wasserlassen nicht mehr hinauszögern zu können
✓ Spannungsgefühle im Unterbauch

Hinter jedem dieser Symptome können ganz unterschiedliche Ursachen stecken. Alles kein Grund zur Panik und schon gar kein Grund, um den Arzt Ihres Vertrauens einen Bogen zu machen wie der Teufel um das Weihwasser.

Diese Informationen helfen Ihnen, die unterschiedlichen Auslöser und Beschwerden der gutartigen Prostata-Vergrößerung zu verstehen, und bereiten Sie optimal auf Ihren nächsten Arzt-Besuch vor. Und den vereinbaren Sie selbst – versprochen?

Dann lassen Sie uns einen Blick auf die möglichen Erkrankungen werfen, die eine gutartig vergrößerte Prostata mit sich bringen kann.

Verschiedene Formen der Prostata-Entzündung

Bei Männern unter 50 Jahren ist die Entzündung der Prostata (Prostatitis) die häufigste urologische Erkrankung. Die Leidensgeschichte der betroffenen Männer ist meist lang, weil die Ursachen der verschiedenen Verlaufsformen einer Prostata-Entzündung schwer zu diagnostizieren sind. Am einfachsten zu diagnostizieren ist die akute Prostata-Entzündung, die durch Bakterien hervorgerufen wird. Aber das macht nur 10 % aller Prostata-Entzündungen aus. Die übrigen 90 % sind nicht durch Erreger bedingt, was die Behandlung langwieriger und schwieriger gestaltet.

Die akute bakterielle Prostata-Entzündung

Die Beschwerden setzen plötzlich beim Wasserlassen ein. Hinzu kommen Fieber, Schüttelfrost, allgemeine Schwäche und Übelkeit. Die Dammregion und die äußeren

Geschlechtsorgane schmerzen teilweise recht stark. In seltenen Fällen kann es auch zu einer kompletten Harnsperre kommen. In diesem Fall ist sofort und ohne Zögern ein Arzt aufzusuchen! Denn eine akute Prostata-Entzündung kann vom Arzt mit Antibiotika behandelt werden – schnell und effektiv. Verlieren Sie keine Zeit, denn ist die akute Prostata-Entzündung erst einmal chronisch, wird es viel schwieriger.

Die chronische bakterielle Prostata-Entzündung

Wie jedes andere Organ kann sich die Prostata entzünden, insbesondere, da sie eine direkte Verbindung zur Harnröhre und damit nach „draußen" hat. Keime gelangen auf diesem Weg in den Körper. Seltener über die Blut und Lymphbahn. Das Problem bei der chronischen Entzündung ist, dass sie sich oft langsamer und damit weniger heftig entwickelt. Dafür hält sie sich dann umso hartnäckiger, und es folgt eine lange Zeit, in der der Patient unter Antibiotika gestellt wird. Die Therapie kann mehrere Monate bis zu einem Jahr andauern.

Die chronisch abakterielle Prostata-Entzündung

Bei der chronischen abakteriellen Prostata-Entzündung werden häufig gar keine Erreger gefunden. Der Betroffene leidet meist unter immer wiederkehrenden Blasenentzündungen und klagt über Schmerzen beim Wasserlassen und beim Stuhlgang. Auch können Schmerzen beim Samenerguss auftreten. Ein Hinweis auf eine chronische abakterielle Prostata-Entzündung können auch schwer zu lokalisierende Beckenschmerzen und Schmerzen in den Leisten sein.

Für den Urologen gehört die chronische abakterielle Prostata-Entzündung zu den großen Herausforderungen. Die konkrete Ursache ist nur schwer zu diagnostizieren, weil sich meist keine Erreger im Urin oder in der Prostata-Flüssigkeit nachweisen lassen.

Lange Zeit hatte man äußere Auslöser unter Verdacht: wie Joggen, Fahrradfahren oder sonstige Aktivitäten, die zu einer Erschütterung der Prostata führen. Zeitweise wurde eine Autoimmunkrankheit oder Keime, für die es keinen Nachweis gibt, in Erwägung gezogen. Und in jüngster Zeit werden Stress, Angstzustände oder eine verspannte Beckenbodenmuskulatur als Auslöser diskutiert.

Aus diesem Grunde gehören Medikamente, die die Muskeln des Blasenhalses entspannen sollen, zur Standard-Therapie. Die heute meist verwendeten Medikamente (Alfuzosin, Tamsulosin) wirken selektiv nur am Blasen-

Tipp: Sofort-Entspannung mit einem warmen Sitzbad

Machen Sie öfter mal ein Sitzbad in einer Mischung aus Kamille und Heublumen, so dass sich Ihre Prostata auch ohne Medikamente entspannen kann. Dazu brauchen Sie eine Mischung (50:50) Heublumen und Kamille (aus der Apotheke). Geben Sie ca. 15 EL davon in 3 l Wasser und kochen Sie das Ganze in einem großen Topf auf. Danach vom Herd nehmen und mindestens 10 Minuten ziehen lassen. Durch ein Sieb gießen und in die Badewanne geben. Mit kaltem Wasser auffüllen (angenehme Badetemperatur). Anwendung: täglich, etwa 10 Minuten.

hals. Sinn dieser Medikamente ist, dem Patienten zu helfen, die vollständige Blasenentleerung zu erreichen, und damit die Symptome zu lindern. Dass es dazu auch andere Mittel und Wege gibt, lesen Sie im Kapitel „Beckenbodentraining" (S. 90 ff.). Ein weiterer Therapie-Versuch ist die Gabe von Antibiotika, auch wenn der Arzt bei der chronischen abakteriellen Prostata-Entzündung keine bakteriellen Ursachen gefunden hat. Von einer chronischen Prostata-Entzündung spricht man, wenn die Beschwerden länger als 3 Monate andauern.

Mit diesen Untersuchungs-Methoden kann Ihr Arzt eine Entzündung Ihrer Prostata feststellen:

✔ Verdachtsdiagnose aufgrund der von Ihnen geschilderten Symptome
✔ Urinuntersuchung in mehreren Portionen (3 Gläser-Probe: 1. Start-Urin, 2. nach Prostatamassage Urin und Prostatasekret, 3. Urin des Mittelstrahls)
✔ Ultraschalluntersuchung, um einen Abszess auszuschließen
✔ Tastuntersuchung über den Enddarm

Eine Prostata-Entzündung ist keine Frage des Alters. Sie kann Ihnen jederzeit passieren, genauso wie ein Schnupfen oder ein Hexenschuss. Aber Sie sollten sie auf keinen Fall ignorieren oder die Behandlung auf die lange Bank schieben. Lassen Sie aus einer akuten Kleinigkeit keine chronische Erkrankung werden!

6 Maßnahmen, mit denen Sie einer Prostata-Entzündung vorbeugen und bereits vorhandene Beschwerden lindern können:

1. Vermeiden Sie Unterkühlungen! Wenn Sie sportlich aktiv sind, dann achten Sie darauf, durchgeschwizte Wäsche sofort abzulegen, nasse Badehosen sofort zu wechseln und im Winter auf wärmende Funktionswäsche zurückzugreifen.
2. Wärme fördert die Durchblutung! Regelmäßige warme Sitzbäder sind entspannend und durchblutungsfördernd. Ein Rezept finden Sie auf Seite 22.
3. Gehen Sie beim Verdacht auf eine Entzündung sofort zum Arzt. Verschleppte Keime können Sie dauerhaft krank machen. Nieren- und Blasentees zu trinken ist gut, ersetzt aber keine Therapie, wenn es sich um eine bakterielle Infektion handelt.
4. Wenn Sie das Gefühl haben, Sie müssen zur Toilette, dann gehen Sie ohne Verzögerung. Warten Sie nicht, sondern sorgen Sie für eine regelmäßige und prompte Entleerung Ihrer Blase und Ihres Darms. Das ist wichtig, um das Risiko wandernder Darmbakterien und den Druck auf die Prostata zu vermindern.
5. Bei allen chronischen Formen einer Prostata-Erkrankung sollten Sie auf keinen Fall in Schonhaltung gehen! Regelmäßiger Samenerguss spült Keime nach außen, leichtes Joggen fördert die Durchblutung und gezieltes Beckenbodentraining, wie Sie es ab Seite 90 finden, entspannt und kräftigt Ihre Muskulatur.
6. Auch Heilpflanzen und Ansätze der Komplementär-Medizin haben sich als wirkungsvoll bei der Vorbeugung und Behandlung von Entzündungen erwiesen. Kürbis, Brennnessel oder Bärentraube stellen wir Ihnen ab Seite 70 vor.

Die vier Stufen der gut artigen Prostata-Vergrößerung

Im fünften Lebensjahrzehnt eines Mannes sind bereits mehr als 50 Prozent aller Männer von einer gutartigen Prostata-Vergrößerung betroffen. Bei Männern über 80 Jahren leiden 9 von 10 Männern an diesen Prostata-Beschwerden.

N icht jeder Mann, der eine gutartig vergrößerte Prostata hat, leidet auch darunter. Denn an und für sich ist eine gutartig vergrößerte Prostata (benigne Prostatahyper plasie; abgekürzt BPH) keine gefährliche Sache. Im Anfangsstadium kann das Wohlbefinden des Mannes zunächst noch völlig ungetrübt sein.

Stadium „0" – beschwerdefreies Stadium

Zu Beginn der Prostata-Vergrößerung nimmt der Mann noch keine Beschwerden wahr. Nur bei einer Vorsorge-Untersuchung kann der Arzt die Vergrößerung feststellen. Eine Behandlung ist in dieser Phase noch nicht notwendig. Dennoch ist es wichtig, die Entwicklung aufmerksam zu beobachten. Sie haben es jetzt in der Hand, besonders gut für sich und Ihre Prostata zu sorgen. Zur Vorbeugung gegen eine Vergrößerung der Prostata sind Naturheilmittel und Nahrungsergänzungs-Präparate hervorragend geeignet.

Diese 5 Sicherheits-Vorkehrungen halten Sie, solange es geht, im beschwerdefreien Zustand der Stufe 0

1. Nehmen Sie ausreichend (ca. 2 l täglich) Flüssigkeit zu sich, am besten Wasser, verdünnte Fruchtsäfte oder Kräutertee. Bier ist die schlechteste Lösung, da Hopfen die Beschwerden verstärkt. Und meistens schmeckt ein Bier auch nur, wenn es richtig kalt ist. Kalte Getränke aber, sollten Sie auf alle Fälle meiden.

2. Vermeiden oder reduzieren Sie die Einnahme von rezeptfreien Antihistaminika – das sind Mittel, die Sie zur Behandlung von Allergien und Magenschleimhautentzündungen einnehmen können. Diese Mittel können zu einer Verkrampfung des Blasenschließmuskels führen.

3. Wenn Sie leidenschaftlich gern Fahrradfahren, dann sorgen Sie für einen breiteren Sattel. Der belastende Druck auf Ihr empfindliches Organ wird dadurch spürbar gemildert. Und, was noch viel wichtiger ist, kaufen Sie ein Fahrrad, das vorne und hinten gefedert ist. Für Mountainbiker ab 40 ist unbedingt ein so genanntes Fully zu empfehlen.

4. Unterstützen Sie Ihr Immunsystem, Ihre Harnblase und Prostata auf natürlichem Weg. Es gibt optimal kombinierte Präparate zur Nahrungsergänzung, die die gesunde Funktion Ihrer Prostata in dieser Stufe 0 unterstützen und bis ins hohe Alter vor den lästigen Beschwerden der kommenden Stufen schützen.

5. Sexuelle Aktivitäten sind grundsätzlich gesund für Ihre Prostata. Sorgen Sie für regelmäßige Ejakulationen und genießen Sie zusammen mit Ihrer Partnerin den Spaß und die Lust am Sex. So oft und so ausgedehnt wie möglich.

Stadium 1 – Reizstadium

Der behandelnde Urologe stellt bei der Untersuchung bereits eine Vergrößerung der Prostata fest. Erste Beschwerden treten auf. Ein leicht erhöhter Widerstand beim Entleeren der Blase wird durch eine vermehrte Arbeit der Blase ausgeglichen. Die Blasenentleerung erfolgt praktisch noch restharnfrei. Die Beschwerden äußern sich in einem häufigen – insbesondere – nächtlichen Harndrang sowie einem verzögert einsetzenden Wasserlassen. Der Harnstrahl ist schon leicht abgeschwächt oder unterbrochen, und der betroffene Mann leidet schon unter einem längeren Nachtröpfeln.

Wenn Sie sich die Lage Ihrer Prostata anschauen, wird auf einen Blick klar, welche Auswirkung eine Einengung der Harnröhre durch lokale Schwellungen im Prostatagewebe haben kann:

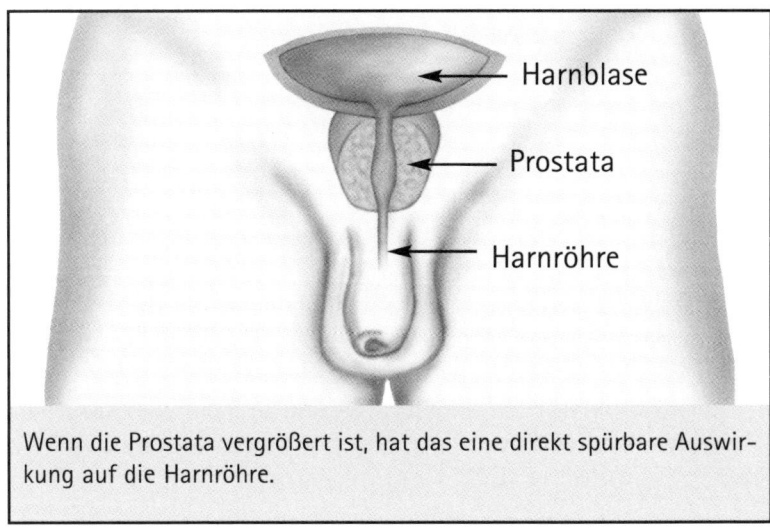

Harnblase

Prostata

Harnröhre

Wenn die Prostata vergrößert ist, hat das eine direkt spürbare Auswirkung auf die Harnröhre.

Die Blase leidet erst mit der Zeit unter der Einengung der Harnröhre in der angewachsenen Prostata

Wie groß der Widerstand ist, den Ihre Blase überwinden muss, um den angesammelten Urin nach draußen zu befördern, wird klar, wenn Sie sich das folgende Bild anschauen:

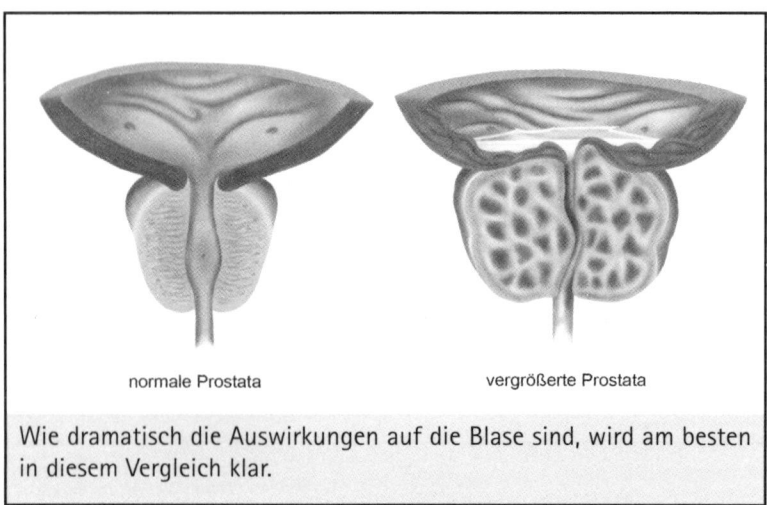

normale Prostata   vergrößerte Prostata

Wie dramatisch die Auswirkungen auf die Blase sind, wird am besten in diesem Vergleich klar.

Stadium 2 – Restharnstadium

Die Blase ist mit der Abflussbehinderung durch die eingeengte Harnröhre in der Prostata überfordert. Sie kann den Widerstand nicht mehr überwinden. Daher verbleibt nach der Harnentleerung immer noch eine Restharnmenge von bis zu 100 ml in der Blase. Die Beschwerden werden deutlicher und belastender. Der verbleibende Restharn kann zur Blaseninfektion führen. Zusätzlich kommen noch mögliche Blasensteinbildung und Dranginkontinenz dazu.

Die Blasenwandmuskulatur kämpft gegen diesen ständigen und immer größer werdenden Druck an

Anfänglich gelingt das der Blase durch eine Verstärkung der Blasenwand. Doch diese vermehrte Muskelarbeit führt zu einer Verdickung der Blasenmuskulatur, die sich, entsprechend ihres Verlaufs, balkenartig nach innen wölbt. Dies wird dann als eine Balkenblase bezeichnet. Die Wand der Blase kann sich auch stellenweise ausstülpen, dies nennt man Divertikel. Zunächst kann sie ihre Arbeit noch erledigen und eine Entleerung schaffen, indem sie Reize aussendet.

Es bleibt jedoch immer öfter eine mehr oder weniger große Menge von Restharn in der Blase. Dieser Harn kann sich infizieren und eine Blasenentzündung hervorrufen. Normalerweise werden solche Bakterien regelmäßig ausgeschwemmt. Nun finden sie ideale Bedingungen vor und vermehren sich schnell. Es besteht auch die Gefahr, dass dieser infizierte Harn in die Nieren zurückfließt und dort eine Nierenbeckenentzündung verursacht. Um all diese feinen Varianten einer Prostata-Erkrankung richtig unterscheiden zu können, ist es wichtig, genau über die Funktion und Lage Ihres männlichsten Organes Bescheid zu wissen und sich ab dem 40. Lebensjahr regelmäßig untersuchen zu lassen.

Die Einengung der Harnröhre führt zu den typischen Symptomen und zunehmenden Beschwerden

Der betroffene Mann verspürt einen häufigen Harndrang bei einer geringeren Harnmenge. Besonders nachts ist dies nicht nur lästig. Das Wasserlassen wird trotz des heftigen Harndrangs zu einem Geduldspiel. Es zögert sich hinaus und auch der Harnstrahl ist nicht mehr so stark. Neben dem Geduldspiel kommt dann auch noch das unangenehme Nachträufeln des Urins. Immer öfter begleiten Schmerzen, Brennen oder ein Ziehen das Wasserlassen. Der Harndrang kann aber auch plötzlich und unwiderstehlich auftreten. Sogar mit einem unwillkürlichen Harnabgang ist zu rechnen.

Diese Beschwerden sind nicht nur lästig, sondern auch belastend

Ständig in der Nähe einer Toilette sein zu müssen und keine Nacht mehr durchschlafen zu können geht ganz schön an die Substanz. Mal ganz abgesehen davon, dass die Beschwerden mit der Zeit nicht besser werden, sondern im Gegenteil zunehmen. Nicht unbedingt gleichmäßig, und auch kurzfristige leichte Verbesserungen sind möglich. Doch mit der Zeit verbleibt nach dem Wasserlassen immer eine größere Menge Harn in der Blase.

Verschlechterungen können sehr plötzlich auftreten und wie etwa bei einer Entzündung der Harnwege starke Schmerzen verursachen. Kommt es dabei zu geringen Blutbeimengungen im Urin, ist das ein typisches Zeichen eines Harnweginfckts. Eine stärkere Blutbeimengung kann durch das Pressen beim Wasserlassen entstehen. Es platzt eine von der vergrößerten Prostata gestaute Vene am Harnröhrenanfang. Sie sollten diese Symptome unbedingt von einem Arzt abklären lassen, bevor Sie zu Gegenmaßnahmen greifen.

Zu einem Notfall kommt es, wenn sich akuter Harnverhalt einstellt

Im Klartext: Nichts geht mehr. Es ist keine Harnentleerung möglich. Die Ursachen sind auch hier vielfältig: Stress, Entzündung oder auch Medikamente können zu einem Harnverhalt führen. Die Blase wird in der Folge stark überdehnt, was zu starken Schmerzen führt. **Das Unvermögen, die gefüllte Harnblase zu entleeren, ist der häufigste urologische Notfall.** Beim Vorliegen einer Zuckerkrankheit kann der Harnverhalt sogar ohne Schmerzen ablaufen, was ihn besonders tückisch macht. Da es bei einem akuten Harnverhalt durch den Rückstau des Harns zu Nierenschäden kommen kann, ist eine sofortige ärztliche Notfallbehandlung nötig. Folge dieser Nieren- und Blasenschäden finden sich dann in Stufe 3 wieder.

Stadium 3 – Dekompensationsstadium

In diesem Stadium können die Nieren und die Blase geschädigt werden. Es treten die massiven Folgen der Harnstauung in den Vordergrund. Der Harn staut sich bis in den Harnleiter und manchmal bis in die Nieren hinein. Es bildet sich die Gefahr der Überlaufblase und der Ausbildung vom typischen Bild der Harnstauungsnieren. Die Folgen sind ein fortschreitender Verlust des Nierengewebes und eine nachfolgende Niereninsuffizienz bis hin zur Harnvergiftung (Urämie).

Ein plötzlich einsetzender Schüttelfrost kann eine „Blutvergiftung" des Körpers anzeigen. Dies wird durch die Ausbreitung von Keimen aus dem Harn ins Blut verursacht.

Fazit

Die gutartige Prostata-Vergrößerung ist die am häufigsten auftretende Prostata-Erkrankung. Etwa jeder zweite Mann ab dem fünfzigsten Lebensjahr ist davon betroffen. Die Tendenz nimmt mit dem Alter des Mannes zu, und von den 60- bis 70-Jährigen sind sogar drei Viertel betroffen.

Das Hauptziel jeglicher Therapie einer Prostata-Vergrößerung besteht darin, die Beschwerden beim Wasserlassen zu verringern und möglichen Komplikationen vorzubeugen. Achten Sie aktiv darauf, das die Nebenwirkungen der Therapie so gering wie möglich ausfallen. Auf den folgenden Seiten werden wir Ihnen die Palette der Behandlungsmöglichkeiten vorstellen, die dem Urologen zur Verfügung stehen. Und wir zeigen Ihnen ebenfalls, wie Sie die normale Funktion Ihrer Prostata so lange wie möglich mit natürlichen Mitteln unterstützen und gesund erhalten.

Das Ziel jedes Mannes ab 40 sollte es daher sein, das Stadium „0" so lange wie möglich aufrechtzuerhalten. Denn eine gutartige Vergrößerung der Prostata ist keine Krankheit, sondern ein normaler Prozess des Älterwerdens.

Fragebogen bei beginnenden Prostata-Beschwerden

Im Folgenden finden Sie einen Fragebogen, der unter der Schirmherrschaft der Weltgesundheitsorganisation (WHO, World Health Organisation) als der sogenannte Internationale Prostata-Symptom-Score (IPSS) eingeführt wurde. Dieser Fragebogen gilt heute als wichtiges medizinisches Instrument, das die Symptome und Beschwerden einer Prostata-Vergrößerung mit einem Punktesystem belegt. Testen Sie sich selbst und beantworten Sie die Fragen. Sie finden den Bogen auf den folgenden Seiten. Dann haben Sie Klarheit – und Ihr Arzt eine gute Basis für die Beurteilung Ihrer Symptome.

Dieser Fragebogen wurde ursprünglich von Urologen in den USA entwickelt und hat die Aufgabe, die subjektiven Beschwerden eines Mannes mithilfe von Zahlen objektivierbar zu machen. So ist es Ihrem Hausarzt oder Urologen möglich, den Grad Ihrer Beeinträchtigung durch die Prostata-Vergrößerung einzuschätzen.

Bitte beachten Sie unbedingt:

Die Fragen beziehen sich nicht allein auf den heutigen Tag oder die letzte Nacht, sondern auf den Durchschnitt der letzten vier Wochen! Nehmen Sie eine Kopie Ihres Testergebnisses zum nächsten Arztbesuch mit und vermerken Sie auf jedem Testbogen genau das Datum.

Internationaler Prostata-Symptom-Score IPSS

Markieren Sie bei jeder Frage die für Sie am besten zutreffende Antwort und legen Sie das ausgefüllte Formular bei Bedarf Ihrem Arzt vor.
(Dazu machen Sie sich am besten ein paar Kopien dieser Seite!)

1. Wie oft hatten Sie während des letzten Monats das Gefühl, dass Sie Ihre Blase beim Wasserlassen nicht ganz entleeren konnten?

2. Wie oft mussten Sie während des letzten Monats schon nach weniger als 2 Stunden erneut Wasser lassen?

3. Wie oft mussten Sie während des letzten Monats beim Wasserlassen mehrmals aufhören und wieder neu beginnen?

4. Wie oft hatten Sie während des letzten Monats Schwierigkeiten, das Wasserlassen hinauszuzögern und den Urin zu halten?

5. Wie oft hatten Sie einen schwachen Strahl beim Wasserlassen?

6. Wie oft mussten Sie während des letzten Monats beim Wasserlassen pressen oder sich anstrengen, um mit dem Wasserlassen anzufangen?

7. Wie oft sind Sie normalerweise während des letzten Monats nachts aufgestanden, um Wasser zu lassen? Betrachten Sie die Zeit vom Zubettgehen bis zum Aufstehen morgens.

Lebensqualitäts-Skala

8. Wie würden Sie sich dabei fühlen, wenn sich Ihre Symptome beim Wasserlassen zukünftig nicht mehr ändern würden?

niemals	seltener als in 1 von 5 Fällen	seltener als in der Hälfte aller Fälle	ungefähr in der Hälfte aller Fälle	in mehr als in der Hälfte aller Fälle	fast immer
0	1	2	3	4	5
0	1	2	3	4	5
0	1	2	3	4	5
0	1	2	3	4	5
0	1	2	3	4	5
0	1	2	3	4	5
0	1	2	3	4	5
ausgezeichnet	zufrieden	überwiegend zufrieden	gemischt: teils zufrieden, teils unzufrieden	unglücklich	sehr schlecht
1	2	3	4	5	6

Auf der nächsten Seite lesen Sie, wie Sie das Testergebnis auswerten und was es Ihnen über den Zustand Ihrer Prostata sagt.

35

Und so lesen Sie Ihr Testergebnis

1 bis 7 Punkte: Sie haben eher leichtere Prostata-Probleme. Sprechen Sie mit Ihrem Hausarzt oder Urologen über diese Probleme und wiederholen Sie den Test nach 30 Tagen.

8 bis 13 Punkte: Ihre Prostata-Probleme können als mäßig beurteilt werden. Es besteht kein Grund zu einer besonderen Besorgnis. Teilen Sie Ihrem Arzt aber das Testergebnis mit.

14 bis 19 Punkte: Ihre Erkrankung der Prostata beeinträchtigt Sie relativ stark. Sie sollten bald Ihren Hausarzt oder Urologen aufsuchen. Machen Sie in 30 Tagen diesen Test noch einmal und prüfen Sie, ob der Zustand geblieben ist oder ob sich Ihre Punktzahl verändert hat.

20 bis 35 Punkte: Ihre Prostata-Vergrößerung beeinträchtigt Sie sehr stark. Gehen Sie umgehend zu Ihrem Hausarzt oder einem Urologen und besprechen Sie mit ihm das Testergebnis.

Das kontrollierte Zuwarten „watch and wait"

Bei geringen Beschwerden ist eine Therapie im Allgemeinen nicht erforderlich. Liegt der Score bei dem Symptomfragebogen (IPSS) unter 8 kann ein Zuwarten als beste Möglichkeit gesehen werden.

Dem natürlichen Verlauf der Erkrankung entsprechend, ist von einer sehr langsamen Vergrößerung der Prostata auszugehen. Mit anderen Worten: Es ist vertretbar, zu warten und immer wieder zu kontrollieren. Manchmal treten die Symptome auf, um wieder zu verschwinden. Dieser Zeitraum ist der perfekte Beginn, die gesunde Funktion Ihrer Prostata so lange wie möglich zu unterstützen.

Nahrungsergänzungsmittel und freiverkäufliche Natur-heilmittel helfen Ihnen, selbst eine entsprechende Vorsorge zu leisten. Mit der regelmäßigen Wiederholung dieses Selbsttests machen Sie aus dem Zuwarten ein kontrolliertes Zuwarten. Verändern sich die Symptome, wird Ihr Arzt bei einer Untersuchung auf die auf den folgenden Seiten beschriebenen Methoden zurückgreifen.

Diabetes erhöht das Risiko für eine Prostatavergrößerung

Die konkreten Ursachen der gutartigen Prostatavergrö-ßerung sind bisher unbekannt. Eine Verschiebung im Testosteronhaushalt scheint daran beteiligt zu sein. Wie Wissenschaftler der Universität von Kalifornien in San Diego/USA im Mai 2006 im Journal of Clinical Endocri-nology schrieben, könnte jedoch eine Verbindung zu anderen Stoffwechselerkrankungen bestehen.

Das größte Risiko zu Erkranken haben demnach Männer, die auch einen erhöhten Blutzuckerspiegel aufwiesen als Männer mit normalem Stoffwechsel. Auch starkes Über-gewicht erhöhte das Risiko um das Dreifache.

Untersuchungs-Methoden bei vergrößerter Prostata

Wenn Ihr Arzt nach Auswertung des Fragebogens von Seite 34/35 eine BPH vermutet, kann er auf zusätzliche Tests zurückgreifen, die seine Diagnose bestätigen und das tatsächliche Ausmaß und die Schwere der Erkrankung bestimmen. Rechtzeitige Untersuchungen und eine auf Sie zugeschnittene Therapie können Ihnen viele beschwerdefreie, gesunde und gute Lebensjahre schenken. Nach dem heutigen Stand der Forschung sind viele Prostata-Probleme und -Leiden lösbar. Auch mit sanften Methoden. So, dass einem erfüllten Liebesleben nichts im Wege steht. Es gibt keinen wirklichen Grund, mit Prostata-Problemen zu leben!

Anamnese

Dieser wichtige Teil der Diagnostik, das ausführliche, persönliche Gespräch mit Ihrem Arzt, sollte immer am Anfang und am Ende aller Untersuchungen stehen. Nehmen Sie alle Krankenberichte, eine Liste aller Medikamente und Erkrankungen, die Sie je durchlaufen haben, zu diesem Gespräch mit. Wenn Sie haben, nehmen Sie Ihr letztes Blutbild und Ihre letzten Untersuchungsergebnisse mit, wenn Sie zu einem neuen Arzt gehen oder zur Vorsorge einen Facharzt aufsuchen. Damit Sie bestens vorbereitet in dieses Gespräch gehen, sollten Sie wissen, welche Untersuchungen Ihnen Ihr Arzt vorschlagen wird. Die wichtigsten Untersuchungsmethoden für eine differenzierte Diagnose stelle ich Ihnen hier vor:

Harnstrahlmessung

Eine wichtige Untersuchung über das Harnstrahlverhalten ist die Harnstrahlmessung oder, auch Uroflowmetrie genannt. Auf einer speziellen Toilette wird die Blasenentleerung aufgezeichnet. Sie wird als sogenannte nicht-invasive Untersuchung bezeichnet. Es wird das entleerte Harnvolumen, die Stärke des Harnstrahls und die Dauer des Wasserlassens registriert. Anhand des Kurvenverlaufs kann der Urologe Hinweise auf die Art und Lokalisation einer Harnröhrenverengung ableiten.

Für den untersuchenden Urologen ist auch die maximale Harnstrahlstärke von Interesse. Sie wird in Millilitern und Sekunden gemessen. Liegt diese Stärke unter einer gewissen Grenze und zeigt sie sich erheblich reduziert, dann spricht dies für eine Verengung der Abflussbahn, die meist durch eine vergrößerte Prostata bedingt ist.

Grundsätzlich korreliert der Schweregrad der Symptome einer gutartigen Prostata-Vergrößerung nicht mit der Größe der Prostata und ist unabhängig von der Art der Gewebeveränderung. Nur etwa 50 % der von einer gutartigen Prostata-Vergrößerung betroffenen Männer entwickeln dieses typische Symptom der Gewebeveränderung. **Entscheidend für das Auftreten von Beschwerden beim Wasserlassen ist die Wachstumsrichtung der Prostata.** Wächst sie eher in die äußeren Bereiche (Richtung Bauchraum), muss das nicht unbedingt zur Restharnbildungen führen. Wächst das Prostatagewebe gegen die Harnröhre oder gegen den Blasenhals, reicht meist schon ein kleines Geschwulst, und der Patient leidet unter Beschwerden beim Wasserlassen.

Urinanalyse

Bei dem entnommenen Urin wird mittels Teststreifen oder mikroskopischer Sedimentbeurteilung eine Analyse vorgenommen. Diese Urinanalyse liefert Hinweise auf das Vorliegen einer Infektion oder kann Blut im Urin nachweisen.

Blutuntersuchung

Heutzutage wird Ihnen als Patient routinemäßig eine Blutprobe entnommen. Das normale Blutbild wird abgefragt ebenso wie die Konzentration eines prostatatypischen Stoffes: des prostataspezifischen Antigens (PSA). Diese Abfrage gehört mittlerweile zur Routineabklärung, weil die über den PSA-Wert ermittelten Daten Hinweise auf eine bösartige Veränderung der Prostata geben können. Das heißt aber im Umkehrschluss auf keinen Fall, dass ein erhöhter PSA-Wert bedeutet: Sie haben Krebs. Lassen Sie sich nicht von den Märchen und Mythen reißerischer Überschriften die Nachtruhe rauben: Was Ihr PSA-Wert bedeutet und warum er zu den umstrittensten aller Blutwerte gehört, erfahren Sie ab Seite 104.

Untersuchung mittels Ultraschall

Der Urologe hat mit dem Ultraschallgerät eine Diagnostik zur Hand, die es ihm ermöglicht, ohne operativen Eingriff ein genaues Bild der Prostata, der Blase und der Niere zu erhalten. Es gibt die transabdominale und die transrektale Ultraschallmethode. Die transabdominale Methode erfolgt mittels Gleitflüssigkeit über die Bauchdecke. Bei der transrektalen Ultraschalluntersuchung (TRUS) wird eine Ultraschallsonde über das Rektum eingeführt. Diese Untersuchungsmethode sichert eine größere Genauigkeit für die Volumenbestimmung und ist ganz und gar schmerzfrei. Mit diesen Untersuchungen wird das Prostatavolumen erfasst und ausgemessen. Die Ultraschalluntersuchung der Nieren und der Blase gibt dem Urologen Hinweise auf Steine, Harnstau, Restharn oder einen Tumor.

Tastuntersuchung

Diese Untersuchung sollte immer am Ende der Vorsorgeuntersuchung erfolgen. Mit der Tastuntersuchung kann der Urologe eine ganze Reihe von Besonderheiten bei der Prostata erkennen. Es lassen sich die Größe und die Konsistenz und auch die Schmerzempfindlichkeit beurteilen.

Die getastete Größe kann einen Beitrag zur weiteren therapeutischen Vorgehensweise liefern. Nur wenn die Prostata akut entzündet ist, kann diese Untersuchung schmerzhaft verlaufen. Grundsätzlich aber gilt: Diese digitale-rektale Tastuntersuchung (DRU) ist nicht schmerzhaft und dauert gerade mal eine halbe Minute. Lassen Sie sich nicht durch Stammtisch-Geschwätz verunsichern.

Was genau passiert bei dieser Tastuntersuchung? Der Arzt führt vorsichtig einen Finger in den After ein und ertastet so den hinteren Abschnitt der Prostata. Das erlaubt ihm sofortige Rückschlüsse auf die Art und Beschaffenheit der Drüse. Wenn er Unregelmäßigkeiten entdeckt, wird er zu weiteren Untersuchungen raten. Ein Nachteil dieser Untersuchungs-Methode liegt darin, dass nur ein kleiner Teil der Prostata mit dem Finger ertastet werden kann (ca. ein Drittel). Dies hat rein anatomische Gründe. Auch aus diesem Grund ist eine unterstützende Abklärung mittels PSA-Werte und Ultraschalluntersuchung durch den Enddarm sinnvoll.

Der klassische Einstieg in die Behandlung: Tabletten

Die erste Wahl der schulmedizinischen Standard-Therapie bei einer vergrößerten Prostata ist die Gabe von oralen Medikamenten. Das Ziel jeder medikamentösen Therapie ist es, die vergrößerte Prostata zur Schrumpfung zu bringen und damit die Beschwerden zu lindern. Im Fachjargon heißt es, „die Standard-Präparate weisen ein akzeptables Nebenwirkungsprofil auf, versprechen eine entsprechende Langzeitwirkung und Tolerabilität".

Was bedeutet das für Sie?

1. Die Diagnostik und die urologische Bewertung ist die Voraussetzung für die Einnahme von Medikamenten.
2. Die Therapie sollte individuell angepasst sein und den Wirksamkeiten der einzelnen Medikamente entsprechen. Es muss unbedingt eine Überprüfung der Wechselwirkung mit anderen Medikamenten, die Sie bereits einnehmen stattfinden.
3. Die Wirksamkeit der Therapie ist in regelmäßigen Abständen zu überprüfen. Dabei bietet der Symptomfragebogen (Seite 34/35) die beste Möglichkeit, eine Verbesserung der Beschwerden zu dokumentieren. Eine weitere einfache Möglichkeit ist die Überprüfung des Harnflusses und des Restharns.

Die Medikamente haben Nebenwirkungen, sind im Allgemeinen jedoch gut verträglich und können langfristig verschrieben werden. Denn verschreibungspflichtig sind alle Prostata-Medikamente, die Sie in diesem Kapitel finden. Schauen Sie sich Ihre Optionen genau an:

alpha-Rezeptoren-Blocker

Diese alpha-Rezeptoren-Blocker wirken über eine Entspannung der glatten Muskulatur in der Prostata und der Blase. Die Einnahme und Anwendung von alpha-Rezeptoren-Blockern wird bei schwächeren Beschwerden empfohlen. Grundlage ist wieder der Symptomfragebogen von Seite 34/35. Bei IPSS-Werten zwischen 8 und 19 stehen für die Behandlung der benignen Prostatahyperplasie verschiedene alpha-Rezeptoren-Blocker als Medikamente zur Verfügung.

Zu den gängigsten Präparaten gehören Alfuzosin, Tamsulosin und Terazosin. Bei einer adäquaten Dosierung haben alle alpha-Rezeptoren-Blocker eine vergleichbare Wirksamkeit.

Zu den Nebenwirkungen der alpha-Rezeptoren-Blocker gehört Blutdruckabfall. Nichtselektive alpha-Rezeptoren-Blocker (alle außer Tamsulosin und Alfuzosin) können durch eine Blutgefäßerweiterung zum Beispiel Müdigkeit, Schwindel und Blutdruckabfall hervorrufen.

Diese Nebenwirkungen sind auch der Hauptgrund, warum zwischen 2 bis 4 % der behandelten Patienten die medikamentöse Behandlung mit alpha-Rezeptoren-Blockern abbrechen. Auch Ejakulations-Störungen gehören auf die lange Liste der Nebenwirkungen. Bei Patienten, die mit Tamsulosin therapiert werden, kommt es in 5 bis 11 % zur retrograden Ejakulation.

Retrograde Ejakulation

Die Samenflüssigkeit wird dabei nicht mehr aus dem Penis ausgestoßen, sondern rückwärts in die Harnblase entleert. Die Orgasmusfähigkeit ist dadurch in keiner Weise beeinträchtigt, allerdings leidet die Zeugungsfähigkeit.

5-alpha-Reduktase-Hemmer

5-alpha-Reduktase-Hemmer führen zu einem Absinken der Dihydrotestosteron-Konzentration. Da Dihydrotestosteron (DHT) den wichtigsten Wachs-tums-Stimulus der Prostata darstellt, kann es durch das Absinken von DHT zu einer Verringerung des Drüsenvolumens kommen.

Der bekannteste 5-alpha-Reduktase-Hemmer wird unter dem Arzneinamen Finasterid vertrieben. In mehreren Studien wurde die Langzeitwirkung von Finasterid belegt. Finasterid führt nachweislich zu einer Verbesserung der Beschwerden. Das Prostatavolumen kann sich dabei um 20 bis 25 % reduzieren.

Häufige Nebenwirkungen von 5-alpha-Reduktase-Hemmern sind Impotenz, Libidoverlust und Ejakulationsstörungen. In seltenen Fällen kann es auch zu einer Brustvergrößerung beim Mann kommen.

Welches Medikament ist nun besser: alpha-Rezeptoren-Blocker oder 5-alpha-Reduktase-Hemmer?

Die klare Definition von „besser" ist sehr komplex, doch es lassen sich einige Unterschiede herausarbeiten. alpha-

Rezeptoren-Blocker wirken direkt und sofort. Sie sind bei einem Großteil der Patienten sehr wirkungsvoll. Diese Vorteile machen sie zur ersten Wahl bei den meisten Behandlungen.

Männer mit einer großen Prostata, typischerweise oberhalb von 40 ml, profitieren mehr von den 5-alpha-Reduktase-Hemmern. Voraussetzung für die Behandlung mit diesen Medikamenten ist natürlich die Bestimmung der Größe der Prostata mit der Ultraschalluntersuchung.

Eine große Studie – die sogenannte MTOPS-Studie (Medical Therapy of Prostatic Symptoms) – zur langfristigen Ermittlung der Wirksamkeit von alpha-Rezeptoren-Blockern, 5-alpha-Reduktase-Hemmern und der Kombination dieser beiden Mittel zeigte, dass die Kombination von Alfuzosin und Finasterid den jeweiligen Einzelsubstanzen überlegen ist. Auch das gefürchtete Risiko eines Harnverhalts wurde mit der Kombinationstherapie um 79 % gesenkt. Sogar die Notwendigkeit einer Operation konnte mit der Einnahme beider Produkte um 69 % gesenkt werden. Eine Symptomverbesserung, dokumentiert durch den Selbsttest IPSS (Seite 34/35), zeigte bei Patienten unter einer Kombinationstherapie eine Reduktion um durchschnittlich 3,7 Punkte. Insbesondere Patienten mit einem Prostatavolumen von mehr als 31 ml profitierten von dieser Kombinationstherapie.

Die Kombination der Medikamente Alfuzosin und Finasterid hat zwar mehr Nebenwirkungen, aber aufgrund der Wirksamkeit weniger Therapieabbrüche.

Spätestens bei der Nennung der Nebenwirkungen wird der Ruf nach sanften Therapien laut. Zur Vorbeugung und Unterstützung, aber auch als Ersatz für die herkömmlichen Therapien der Schulmedizin.

So viel schon einmal vorab, denn in den folgenden Kapiteln werden Sie noch viel zum Einsatz von naturheilkundlichen Mitteln und der optimalen Prostata-Ernährung lesen. Es gibt pflanzliche Mittel, so genannte Phytopharmaka, Nahrungsergänzungsmittel, Vitamine und Mineralien, die die Gesundheit der Prostata in besonderem Maße unterstützen und erhalten.

Aber auch die Mittel der Naturheilkunde können Nebenwirkungen haben und können in Wechselwirkung zu anderen Medikamenten, die Sie einnehmen, stehen. Bevor Sie also zu scheinbar harmlosen Präparaten greifen, die Ihnen vielleicht aus dem Ausland angeboten werden: Achten Sie auf Qualität made in Germany. Die unterliegt auch auf diesem Gebiet den strengsten Anforderungen in ganz Europa!

Welche Naturheilmittel bei Prostata–Problemen helfen?

Die Probleme beim Wasserlassen gehen nicht von allein wieder weg, vermutlich werden sie zunehmen. Aber so weit muss es gar nicht erst kommen. Wenn Sie noch vor den ersten Beschwerden aktiv Hilfe in der Naturheilkunde suchen, kann es sein, dass Sie zu den Männern gehören, die ihre vergrößerte Prostata bis ins hohe Alter von 80 oder 90 Jahren niemals spüren. Und auch wenn Sie schon die ersten Beschwerden haben, für die Unterstützung aus der Natur ist es nie zu spät. Sogar in der Krebstherapie finden einige Naturheilmittel, Vitamine und Mineralien zunehmend Einsatz und Anerkennung.

Vorbeugung und Behandlung mithilfe der Phytomedizin

Die Komplementärmedizin ist weltweit ein zunehmendes Forschungsgebiet. Viele Patienten verlangen neben der chirurgisch und pharmakologisch orientierten Medizin auch natürliche Heilmittel. Diese helfen meist bei chronischen Beschwerden und sind neben der besseren Verträglichkeit meist auch preisgünstiger. Unter dem Oberbegriff der Komplementärmedizin wird der Pflanzenheilkunde, der sogenannten Phytotherapie, besondere Beachtung geschenkt.

Gerade bei der Prävention und der Behandlung der gutartigen Prostata-Vergrößerungen zeigen einige Naturheilmittel und Nahrungsergänzungsmittel gute Ergebnisse.

Dazu zählen neben den apothekenpflichtigen Produkten auch einige freiverkäufliche Produkte mit nachweisbarer Wirksamkeit. Da die krankhafte Vergrößerung der Prostata sich gewöhnlich über Jahre hinzieht, bevor die ersten Symptome spürbar werden, ist es sinnvoll, die Nährstoffe und Pflanzenextrakte vorbeugend einzunehmen. Im Folgenden stellen wir Ihnen einige der gängigsten Bestandteile dieser Präparate vor:

Sägepalmen-Extrakte

Eines der wichtigsten natürlichen Heilmittel für die Behandlung von Prostata-Problemen ist Sägepalmen-Extrakt. Es wird aus den Beeren der Zwerg-Sägepalme (*Sabal serrulata* oder *Serenoa repens*) gewonnen.

Diese Zwerg-Sägepalme ist zwischen 1,80 und 3 Meter hoch. Sie findet in den Sumpfwäldern der amerikanischen Südstaaten und im tropischen Mittel- und Südamerika ihre Verbreitung.

Bei der einheimischen Bevölkerung dienen die Palmenfrüchte als Kräftigungs- und auch als harntreibendes Mittel. Schon im Jahr 1892 war ein Artikel im *American Journal of Urology* über die Wirksamkeit von Sägepalmen-Extrakt zu lesen. Der Autor A.L. Marcy beschrieb, dass 9 von 10 Männern, welche an einer vergrößerten

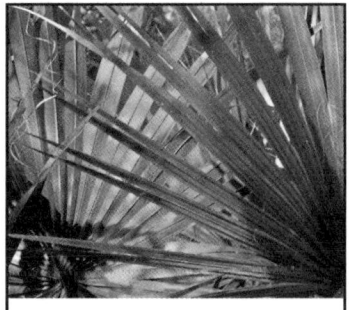

So sieht das Blatt der Sägepalme aus.

Prostata litten, mit Sägepalmen nachweislich dieses gesundheitliche Problem in den Griff bekommen haben.

Medizinisch gesehen sind die runzligen, ovalen, rotbraunen Beeren der wichtigste Teil der Pflanze. Diese Beeren sind reich an Ölen und Fettsäuren. In der fettlöslichen Früchteextraktion lassen sich Phytosterine und in der wasserlöslichen Extraktion Polysaccharide nachweisen. Diese haben entzündungshemmende, abschwellende und den androgenen Steroidstoffwechsel hemmende Wirkungen.

Es wurde nachgewiesen, dass der Sägepalmen-Extrakt die Bildung von Dihydrotestosteron (DHT) hemmt. Dieses Hormon ist mit dem Testosteron verwandt. Es veranlasst die übermäßige Vermehrung der Prostatazellen und verursacht dadurch die Vergrößerung der Prostata. Wird die Funktion von DHT gehemmt, führt das natürlich zu einer Verkleinerung der Prostata. Durch diese Schrumpfung vermindert sich die Blockade des Harnleiters. Die Symptome beim Wasserlassen verbessern sich deutlich und ein operativer Eingriff kann unter Umständen umgangen werden.

Zu den unerwünschten, aber möglichen Nebenwirkungen zählen Magenbeschwerden. Wissenschaftlich belegt ist eine Wirksamkeit bei einer benignen Prostatahyperplasie Stadium 1 bis 2.

Extrakt des afrikanischen Pflaumenbaums

In Frankreich hat die Behandlung der vergrößerten Prostata mit Extrakten des afrikanischen Pflaumenbaums (*Pygeum africanum*) eine lange Tradition. In den 1990er Jahren erreichte dieses pflanzliche Mittel die Vereinigten Staaten.

Der immergrüne Pflaumenbaum wird bis zu 30 Meter hoch. Die Verbreitung des Baumes erstreckt sich auf die hochgelegenen Plateaus von Südafrika und auf Madagaskar. Weiter ist der Pflaumenbaum auch in Zentralafrika, teilweise in Kamerun und in Kenia anzutreffen. Aus der Rinde dieses Pflaumenbaumes wird ein Extrakt (Tadenan) gewonnen, welches für die Behandlung der vergrößerten Prostata eingesetzt wird.

Dieser standardisierte Extrakt vermag die Symptome und klinischen Zeichen einer Prostata-Vergrößerung zu reduzieren. Er enthält eine Reihe verschiedener fettlöslicher Sterole und Fettsäuren, die in der Lage sein sollen, die gutartige Prostata-Vergrößerung zurückzubilden. Gleichzeitig sollen schützende Substanzen an den Wänden der Prostata ausgebildet werden. Der Erfolg ist den Wirkstoffen Sitosterol und besonders Docosanol zuzuschreiben.

Eine 1991 abgeschlossene Studie von italienischen Wissenschaftlern zeigt auf, dass Männer mit einer vergrößerten Prostata oder mit einer Prostatitis mit der Einnahme von *Pygeum africanum* eine bessere und härtere Erektion genossen.

Pygeum africanum scheint also auch die sexuelle Kraft zu erneuern und zu stärken

Der Extrakt des afrikanischen Pflaumenbaums wurde ein bei den Urologen beliebtes pflanzliches Mittel. Es wurden keinerlei Wechselwirkungen von *Pygeum africanum* mit anderen Medikamenten festgestellt. Die Anwendung des *Pygeum-africanum*-Extrakts weist ein hervorragendes Nutzen-Risiko-Verhältnis auf.

Zu den unerwünschten Nebenwirkungen: Selten können Magenbeschwerden und Völlegefühl, Durchfall oder Blähungen auftreten. In einigen Fällen klagen Patienten auch über Schwindelgefühle.

Zu den wissenschaftlich belegten Indikationen zählt die Harnflussstörung bei benigner Prostatahyperplasie im Stadium 0.

Kürbissamen-Extrakt – Natur ohne Nebenwirkungen

Die Bestandteile aus der Kürbispflanze stehen seit jeher im Ruf, Prostata-Beschwerden zu lindern. Hauptsächlich liefert der Samen des Arzneikürbis *(Curcubita pepo)* die wirksamen Bestandteile. In der Fraktion des unverseifbaren Fettrückstandes fallen Phytosterine auf. Dabei sind besonders die seltenen Delta-7-Sterole als die im Wesentlichen wirksamen Inhaltsstoffe von Kürbissamen zu nennen. Diese Delta-7-Sterole mindern den Gehalt des prostatawachstumsfördernden Testosteron-Metaboliten Dihydrotestosteron (DHT). Aber das Beste an diesem Heilmittel aus der Natur: Es gibt keinerlei Nebenwirkungen!

Kürbissamen-Extrakt eignet sich ohne Einschränkung zur Prophylaxe gegen Prostata-Vergrößerung

Eine jüngst veröffentlichte Studie, in der Patienten über zwölf Monat lang Kürbissamen-Extrakte erhielten, zeigte hervorragende Resultate. Hochdosierte Kürbiskern-Extrakte lindern insbesondere die unangenehmen subjektiven Beschwerden der Patienten. Zum Beispiel stotterte oder träufelte der Urin beim Wasserlassen weniger. Im Gegenteil, er lief wieder mit einer normalen Strahlstärke. Die Männer hatten auch das Gefühl einer vollständigen Blasenentleerung.

Erwähnt werden soll hier eine Studie von einer Gruppe Wiener Ärzte aus dem Jahre 1979. Untersucht werden sollte, ob durch die Einnahme eines Kürbiskern-Extrakts eine

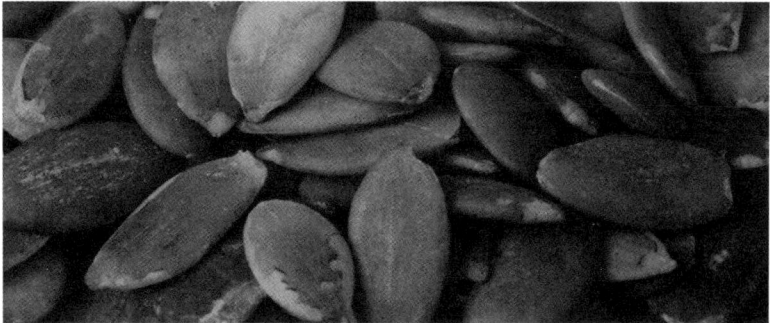

In Kürbiskernen sind besonders viele Delta-7-Sterole, ein sekundärer Pflanzenstoff, enthalten. Die sogenannten sekundären Pflanzenstoffe gelten als die „neuen Vitamine", die eine enorme Heilwirkung besitzen. Sie können das Krebsrisiko und den Cholesterinspiegel senken. Sie töten Bakterien ab und stärken das Immunsystem. Es gibt über 100.000 dieser Substanzen. Zu den therapeutisch wirksamen Inhaltsstoffen des Kürbissamens zählen vor allem Sterole: ca. 1 %, vor allem 7-Phytosterole. Weitere Inhaltsstoffe sind Tocopherole, Spurenelemente wie Selen, Mangan, Zink, Kupfer, fettes Öl, Kohlenhydrate und Proteine.

Besserung des Prostataadenoms (erstes Stadium) herbeigeführt werden konnte. Der Versuch mit 101 Personen dauerte acht Wochen. Bei allen Testpersonen, die von einer Prostatahyperplasie betroffen waren, konnte eine objektive Verbesserung des Leidens festgestellt werden. In 20 % der Fälle wurde sogar ein Zurückgehen der Vergrößerung der Prostata festgestellt. Nach den Ergebnissen der neuesten Studien ist diese Wirkung auf die bisher noch wenig bekannten Phenylglycoside, einen sekundären Pflanzenstoff zurückzuführen.

Sekundäre Pflanzenstoffe sind in der Lage, in fast jede Phase der Krebsentstehung hemmend einzugreifen. Eine weitere Wirkung vieler sekundärer Pflanzenstoffe ist, aggressive, freie Sauerstoffmoleküle (freie Radikale) zu neutralisieren. Einigen konnte man bisher auch die Wirkung eines natürlichen Antibiotikums nachweisen.

Eine optimale Wirkung erzielen Sie mit einer Mindestanwendungsdauer von 3 Monaten. Vor allem dann, wenn Sie auf ein Präparat zurückgreifen können, das Ihnen eine Kombination aus verschiedenen Wirkstoffen bietet. Achten Sie darauf, dass mindestens ein weiterer Wirkstoff enthalten ist.

Zu den nachgewiesenen therapeutisch relevanten Wirkungen des Kürbissamen-Extrakts zählt die Wirkung bei benigner Prostatahyperplasie aller 4 Stufen:

Die Sterole der Kürbissamen hemmen die Bindung und Speicherung von Dihydrotestosteron (DHT) in Prostata-Zellen, wodurch der erhöhte DHT-Spiegel reduziert und der prostatische Stoffwechsel normalisiert wird.

Unerwünschte Nebenwirkungen: Keine bekannt.

Nutzen Sie den Lycopin-Effekt

Eine Studie mit 50.000 Männern in den USA brachte folgenden Zusammenhang ans Licht: Männer, die mehr als zwei Portionen Tomatensauce pro Woche zu sich nahmen, erkrankten signifikant seltener an Prostatakrebs als eine Vergleichsgruppe, in deren Ernährung Tomatensauce weniger als einmal pro Monat auf den Teller kam. Die Tomatensauce senkte das Risiko, Prostatakrebs zu bekommen, um fast ein Viertel, für Metastasen sogar um ca. ein Drittel

Tomaten enthalten, wie ihre rote Farbe unschwer vermuten lässt, Carotinoide. Das in Tomaten vorherrschende Carotin ist das Lycopin (60 bis 90 % der Gesamt-Carotinoide). Das Lycopin der Tomate ist kein Provitamin A. Was für seine Schutzwirkungen bedeutet: Es wirkt auf direktem Wege als Antioxidans.

Wenn schon Tomatensoße so einen enormen Effekt hat, wie muss dann der isolierte Stoff erst wirken? Wenn der unterschiedliche Verzehr von Tomatensauce eine Wirkung auf den Krebsschutz zeigte, musste der zugrundeliegende Stoff eine enorme Potenz haben. Die Ursache könnte darin liegen, dass er effektiver als andere Substanzen wirkt, also auch kleinere Mengen bereits statistisch sichtbare Unterschiede hervorbringen. Es wäre aber auch denkbar, dass er durch die Verarbeitung zu Sauce relativ wenig in seiner Wirksamkeit beeinträchtigt wurde.

Solche Entdeckungen wecken immer gleich das besondere Interesse der Chemiker

Was sie entdeckten, war eine besonders große Anzahl an Doppelbindungen in der Molekülstruktur. Und genau die ist der Grund dafür, dass Lycopin den anderen Carotinoiden als Radikalenfänger überlegen ist. Damit war bewiesen: **Lycopin ist einer der Stoffe, die in unserem Körper Zellen und Funktionsstoffe am effektivsten vor den Angriffen von krankmachenden freien Radikalen schützen.**

Eine besonders hohe Konzentration von Lycopin im Blut findet sich bei denjenigen, die mehr Tomatenerzeugnisse essen, nicht rauchen, keine durch Alkoholkonsum belastete Leber haben, nicht unfruchtbar sind, einen geringeren Taillenumfang haben und eher normalgewichtig sind.

Wie können Sie sich mit ausreichend Lycopin versorgen?

Optimal zusammengesetzt für die direkte Aufnahme in Ihren Körper, finden Sie dieses wertvolle Carotinoid in einigen wenigen Kombinationspräparaten von seriösen Nahrungsergänzungsmittel-Anbietern. Kombiniert mit den wichtigsten Schutzstoffen für Ihre Prostata – Vitamin C, D_3 und E sowie dem Extrakt des Kürbiskern-Öls, unterstützen Sie den Lycopin-Effekt.

Die höchsten Ansammlungen von Lycopin konnte man in der Lunge, der Leber, den Nebennieren, der Niere, den Hoden, der Prostata und dem Fettgewebe nachweisen.

Besonders untersucht wurde die positive Wirkung von Lycopin aus Tomaten und in Kombination mit anderen Vitaminen. Eine Studie an 29.000 männlichen Teilnehmern brachte per Zufall Folgendes zutage: Vitamin E senkt das Risiko, an Prostatakrebs zu erkranken, um 34 %! Ein weiteres, oft unterschätztes Vitamin ist das Vitamin D_3. Vitamin D_3 halbiert das Sterberisiko sogar um 50 %! Sogar bei fortgeschrittenem Prostatakrebs.

Der Vollständigkeit halber sei hier noch ein altes Heilmittel aus der Natur erwähnt:

Brennnesselwurzel-Extrakt

Schon lange wusste man von der Wirksamkeit der Brennnesselzubereitungen bei Prostata-Leiden. In der Volksmedizin sind die Erfahrungen mit den harntreibenden Brennnesselblättern altbekannt. Seit einigen Jahren wissen die Forscher, dass es die Wurzeln der großen Brennnessel (*Urtica dioica*) sind, deren Inhaltsstoffe auf den Stoffwechsel der Prostata einwirken können. Hauptsächlich Wirkstoffe wie ß-Sitosterol, Scopoletin und Urtica-Agglutinine sollen die Aromataseaktivität hemmen und damit die weiblichen und männlichen Geschlechtshormone in ihrer Wirkung auf das Prostata-Wachstum beeinflussen. Manche unveröffentlichten Daten zeigen die hemmende Wirkung auf die 5-alpha-Reduktase.

Hypoxis-rooperi-Wurzel

Das Phytosterol-Gemisch aus der südafrikanischen Hypoxis-rooperi-Wurzel ist ein echter Exot unter den Pflanzenheilmitteln. Die Wirkung dieses Gemisches ist entzündungshemmend und abschwellend. In der Prostata kommt es zu einer Hemmung der Prostaglandinsynthese. Neben eindeutig zellschützenden Funktionen sind Prostaglandine unter anderem an der Entstehung von Fieber, Entzündungen und Schmerzen beteiligt.

In zwei Studien konnte durch die Gabe eines Präparates mit der Hypoxis-rooperi-Wurzel eine bessere Wirkung als durch die Gabe von Placebo nachgewiesen werden. Es zeigte sich eine Verbesserung der Symptome um 35 %. Dazu gehörten neben den objektiveren Symptomen wie der Bildung von Restharn auch die subjektiveren Symptome wie ein verbesserter Harnfluss. Auch die maximale Harnflussrate erhöhte sich um ein Drittel.

Fazit:

Die meisten pflanzlichen Medikamente sind gut verträglich, auch in der Langzeitanwendung. Sie haben kaum Nebenwirkungen und fallen durch niedrige Therapiekosten auf. Die Wirkung der pflanzlichen Mittel tritt jedoch oft erst nach mehreren Monaten ein. Es ist daher empfehlenswert, mindestens 6 Monate in Folge ein Präparat einzunehmen. Vor allem Kombinationspräparate verbessern die Beschwerden spürbar und messbar.

Wenn eine Operation unumgänglich ist: Diese Methoden sollten Sie kennen

In den letzten zwei Jahrzehnten konnte mithilfe von wirkungsvollen Medikamenten eine erhebliche Anzahl von Männern mit vergrößerter Prostata therapiert werden. Die sonst notwendigen Operationen konnten stark reduziert oder hinausgeschoben werden. Aber abhängig von der Größe der Prostata kann eine operative Behandlung dennoch die erste Wahl sein und ist dadurch bei weitem nicht überflüssig geworden. Besonders nach bereits aufgetretenen Komplikationen wie immer wiederkehrenden Blasenentzündungen, kompletter Harnsperre, massiver Schädigung der Blasenwand oder eingeschränkter Nierenfunktion ist die Notwendigkeit eines operativen Eingriffes durch den Urologen gegeben.

B ei allem, was Sie zur Behandlung einer BHP oder zur Vorbeugung tun: Die gutartige Prostata-Vergrößerung ist kein Grund, in Panik auszubrechen. Eine Vergrößerung der Prostata ist ein normaler Effekt des Älterwerdens und setzt ab dem 40. Lebensjahr ein. Eine gutartige Vergrößerung, auch wenn sie operiert wird, ist KEIN Krebs. Das sollten Sie bei allem immer bedenken!

Transurethrale Prostatektomie – TURP

Die am häufigsten durchgeführte Operation zur Behandlung der Prostata ist die transurethrale Elektroresektion der

Prostata, kurz TURP genannt. Diese Operationsform gilt als Standardverfahren, an dem sich alle anderen Methoden messen lassen müssen. Der Eingriff erfolgt minimal-invasiv, das heißt in diesem Fall endoskopisch.

Dieser chirurgische Eingriff führt zu einer sofortigen Verkleinerung der Prostata

In den Händen eines erfahrenen Urologen ist die TURP eine sichere und ausgesprochen effiziente Behandlungsmöglichkeit der BPH.

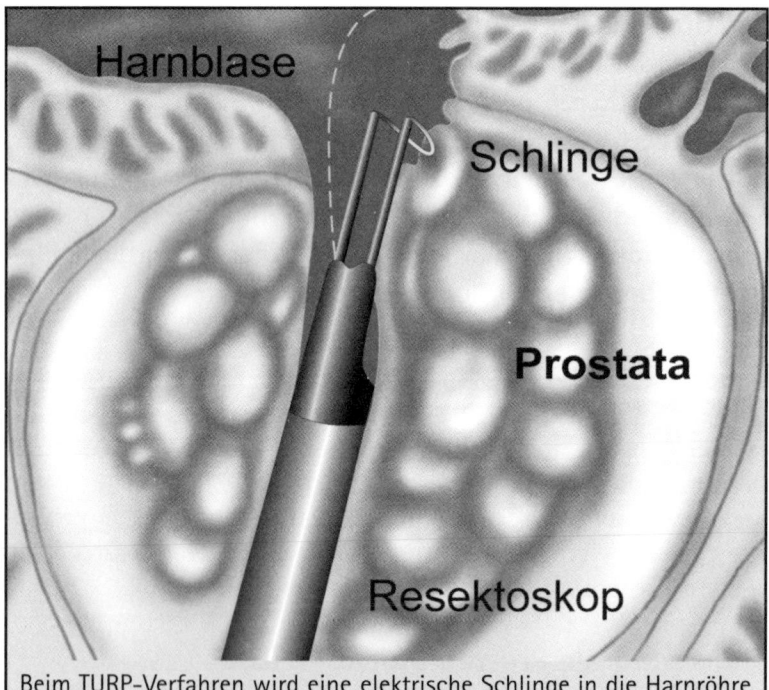

Beim TURP-Verfahren wird eine elektrische Schlinge in die Harnröhre eingeführt. Erkranktes und überschüssiges Gewebe wird schrittweise abgetragen.

Diese minimal-invasive Operationsmethode wird bei den Urologen und auch Patienten salopp als Aushobeln bezeichnet. Damit wird der Gewebeabtrag in der Prostata beschrieben. Durch die Harnröhre erfolgt die Einführung einer elektrischen Schlinge. Mit dieser Elektroschlinge aus Draht werden Schritt für Schritt erkrankte und überschüssige Gewebeanteile abgetragen. Während des Aushobelns können auftretende Blutungen elektrisch verödet und damit gestillt werden. Mit eingeführter Spülflüssigkeit werden die gelösten Gewebeteilchen und Blut ständig über die Harnröhre ausgeschwemmt. Der Gewebeabtrag erfolgt schnell und gründlich.

Die Operation erfolgt entweder unter einer Voll- oder einer Rückenmarksnarkose (Periduralanästhesie = PDA). Die Operationsdauer ist abhängig von dem zu entfernenden Gewebevolumen und dauert etwa 60 bis 120 Minuten. Nach der Operation wird dem Patienten für ein paar Tage noch ein Harnkatheter gelegt. Dadurch wird der Urin nach außen abgeleitet, um den Wundflächen in der Harnröhre Zeit zum Abheilen zu geben. Nach dem Entfernen des Katheters kann es noch zu Irritationen beim Wasserlassen kommen. Auch können noch eine Zeitlang Blutbeimenungen im Urin auftreten. Ein paar Tage bis Wochen brennt es beim Urinieren. Doch diese Symptome klingen mit der Zeit allmählich ab. Die Beschwerden beim Wasserlassen werden mit diesem Eingriff dramatisch verbessert. Das jedenfalls berichten neun von zehn operierten Patienten. Das Ausmaß der Beschwerden reduziert sich durchschnittlich um 80 %.

Diese Komplikationen können auftreten

Auch wenn sie eher selten sind, sollen mögliche Komplikationen hier Erwähnung finden, damit Sie das Risiko selbst besser einschätzen können. Auch wenn diese Operationsmethode mittlerweile zu den Standards gerechnet wird, muss bei insgesamt bis zu 16 % der Patienten mit weiteren Komplikationen gerechnet werden. Dazu zählt auch das sogenannte TURP-Einschwemmungssyndrom. Dabei treten Herz-Kreislauf-Belastungen bis zur akuten Herzinsuffizienz auf.

Als Symptome sind Übelkeit, Erbrechen, Verwirrtheit und Unruhe zu nennen. Ein Großteil der mit diesem Verfahren operierten Patienten (65 %) leidet nach der erfolgreichen Operation unter einer retrograden Ejakulation (siehe Seite 44). Bei dieser Ejakulationsstörung wird die Samenflüssigkeit rückwärts in die Harnblase ausgestoßen. Es zeigt sich ein verzögerter, abgeschwächter oder auch ein scheinbar fehlender Samenerguss. Das Orgasmusgefühl wird jedoch uneingeschränkt erlebt.

Erektionsstörungen sind allenfalls vorübergehend denkbar. Zu den auftretenden Risiken gehört auch eine Harninkontinenz, durch die Verletzung des äußeren Schließmuskels. Auch eine Stressinkontinenz nach der Katheterentfernung kann auftreten. Doch diese Harninkontinenz klingt in der Regel in einem Zeitraum von 3 Monaten ab.

Bei der Operation können auch Verletzungen der Harnröhre und des Harnleiters passieren. Sogenannte Harnröhren- und Blasenhalsstrikturen sind Verengungen, und in seltenen Fällen kann es zur Verletzung der Einmündung des Harnleiters in die Blase mit der Folge eines Harnrückstaus in die Niere kommen. Die Mortalität des Eingriffs liegt unter 0,25 %.

Der Erfolg dieser speziellen Operationsmethode zeigt sich vor allem in der Langzeitnachsorge

Nach der Operation mit der TURP-Methode mussten bei den operierten Männern innerhalb von 5 Jahren nur 4 % erneut operiert werden. Nach Abwägung der klinischen und auch subjektiven Parameter gilt die TURP unter den Urologen als Goldstandard und damit als die Methode der Wahl. Wenn Sie nach Abwägung aller Risiken eine definitive Linderung Ihrer prostatabedingten Symptome beim Wasserlassen suchen, sollten Sie mit Ihrem Arzt darüber sprechen.

Ein Vorteil dieser minimal-invasiven Methode liegt darin, dass eine Untersuchung des Gewebes auf Karzinome möglich ist.

Transurethrale Mikrowellenthermo-Therapie – TUMT

Für Patienten, die keine Operation wünschen oder für die aufgrund eines schlechten Allgemeinzustandes oder wegen anderer Begleiterkrankungen (wie Herzinfarkt, zerebrovaskulären Ereignissen, schweren Lungenerkrankungen) aus anästhesiologischen Gründen nicht für eine Operation mit Vollnarkose infrage kommen, stellt die sogenannte Transurethrale Mikrowellenthermotherapie (TUMT) eine minimal invasive Therapieform dar, mit der sich die Beschwerden bei geringem Nebenwirkungsprofil lindern lassen. Bei der Mikrowellenthermotherapie wird ein Behandlungskatheter, in den eine Mikrowellenantenne sowie ein Kühlungssystem integriert sind, unter örtlicher Betäubung in die prostatische Harnröhre eingeführt. Dieser Behandlungskatheter erhöht für etwa 30 Minuten die Temperatur in der Prostata auf bis zu 80 °C, woraufhin so genannte Gewebsnekrosen entstehen, aufgrund derer das Prostatagewebe narbig schrumpft und die Harnröhre weiter wird. Dies erleichtert das Wasserlassen. Zu hohe Temperaturen während der Behandlung werden durch fiberoptische Temperatursensoren im Behandlungskatheter angezeigt, die mit einem sofortigen Temperaturabfall im Gerät beantwortet werden (Feedback-Verfahren). Abhängig von der verwendeten Gerätetechnik stehen dem operierenden Urologen eine Hoch- und Niedrigenergiemethode zur Verfügung. Der Vorteil dieser Technik liegt in der einfachen Handhabung. Sie können ambulant operiert werden und müssen nicht ins Krankenhaus. Auch benötigen Sie keine Narkose. Das Ergebnis ist der TURP ähnlich. Allerdings ist für eine gewissen Zeit ein Harnkatheter erforderlich, bis das erhitzte Gewebe wieder abgeschwollen und vom Körper abgebaut wurde. Ein Nachteil dieser minimal-invasiven Methode liegt darin, dass eine Untersuchung des Gewebes auf Karzinome nicht möglich ist.

Transurethrale Nadelablation – TUNA

Dieses minimal-invasive Verfahren wird ambulant und ohne Narkose durchgeführt. Die Behandlung der vergrößerten Prostata besteht in einer selektiven, gezielten Applikation von Hitze in das Zentrum des wuchernden Prostata-Gewebes. Die Vortcilc dieser Operationsmethode liegen in der narkosefreien Behandlung und dem fehlenden Blutungsrisiko. Vor allem aber in der zielgerichteten und gut zu lokalisierenden Lage und Menge des einengenden Prostata-Gewebes, ohne die Harnröhre und den Rest der Prostata zu beeinträchtigen.

Das Behandlungsprinzip sieht vor, dass in dem gewucherten Prostata-Gewebe gezielt und lokal eng begrenzt Hitze erzeugt wird, die das Gewebe schrumpfen lässt. Um diese Hitze lokal zu erzeugen und um das umliegende Gewebe optimal zu schonen, bringt der behandelnde Arzt zwei sehr dünne Nadeln über ein Spezialinstrument in das Gewebe ein. Die TUNA-Therapie eignet sich für viele Formen und Größen der Prostata sowie für die Behandlung des Mittellappens. Nach der Behandlung wird das zerstörte Gewebe vom Körper durch so genannte Makrophagen (Fresszellen) abtransportiert und abgebaut. Da bei der TUNA-Therapie die Harnröhre vollständig erhalten bleibt, werden keine Gewebeteile mit dem Urin herausgespült.

Die Effektivität im Vergleich zur TURP ist eingeschränkt und Langzeitverläufe liegen noch nicht vor.

Laservaporisation der Prostata (Green-Light-Laser)

Die Laservaporisation der Prostata wurde erstmals im Jahre 2003 in Deutschland ausgeführt. Entwickelt wurde der Green-Light-Laser (Grün-Licht-Laser) vor einigen Jahren an der Mayo Clinic in Rochester/USA.

Zusätzliche Studien wurden im Oakwood Annapolis Hospital durchgeführt und haben die Effektivität und die Vorteile des Green-Light-Lasers bewiesen. Im Unterschied zu der **Holmium-Laser-Enukleation der Prostata (HOLEP),** bei der die vergrößerte Prostata mithilfe eines Lasers entkernt und ausgeräumt wird, wird hier das Gewebe der Prostata durch die Laserenergie „verdampft" und nicht zerkleinert.

Bei dem Laser wird Licht einer Wellenlänge von 532 nm verwendet. Das bringt den Vorteil, dass das grüne Licht optimal von roten Blutgefäßen und blutreichem Gewebe als komplementärfarbene Strukturen absorbiert wird. Diese Licht-Absorption hat zur Folge, dass es zu einer plötzlichen, explosionsartigen Aufnahme von Energie kommt und das bestrahlte Gewebe „verdampft". Blut tritt bei diesem Verfahren nicht aus. Der Urologe spricht hierbei von der „Photoselektiven Vaporisation der Prostata" (PVP).

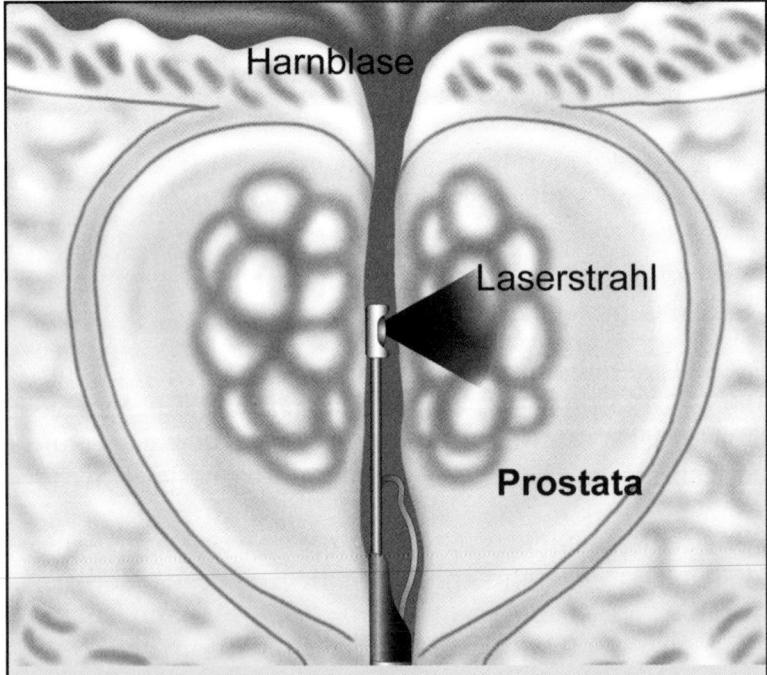

Die Laser-Technik ist hochpräzise und erspart dem Patienten unerwünschte Nebenwirkungen. Das grüne Laserlicht läasst das bestrahlte Gewebe förmlich „verdampfen".

Dem Operateur steht mit dem Green-Light-Laser ein hochpräzises „Licht-Skalpell" zur Verfügung

Unmittelbar nach dem unblutigen „Verdampfen" des Gewebes ist der Harnablauf wieder frei. Der Patient hat sofort einen kräftigen Harnstrahl und es bleibt kein Restharn in der Blase. Die Behandlung wird praktisch unblutig durchgeführt. Nach ein bis zwei Tagen stationärem Aufenthalt kann der Patient die Klinik wieder verlassen. Ein Katheter ist nur für kurze Zeit oder gar nicht erforderlich. Es tritt keine Inkontinenz auf. Auch erektile Dysfunktionen sind nicht zu erwarten.

Der Vorteil des Green-Light-Lasers besteht darin, das Sterblichkeitsrisiko nochmals deutlich zu verringern. Weder ist der Patient einem Blutungsrisiko ausgesetzt, noch ist mit Einschwemmung zu rechnen.

Die Lasermethode ist im Vergleich zu allen anderen Verfahren konkurrenzlos von Vorteil

Der Green-Light-Laser kann damit bei allen Patienten mit einem erhöhten Operationsrisiko empfohlen werden. Diese relativ junge Methode ist als ein effektives und gut geeignetes Verfahren zur Behandlung der vergrößerten Prostata anzusehen.

Seit Anfang 2007 steht dem Urologen mit dem Green-Light-Power-Laser (HPS, High Performance System) ein Gerät der 2. Generation zur Verfügung. Die Leistung beträgt rund 120 Watt und bietet weitere Vorteile: Es können alle Prostata-Größen behandelt werden. Die Operationszeit ist um 30 % verkürzt. Der Green-Light-Power-Laser ist noch genauer einzusetzen und kann wahlweise schneiden und das Blut stillen oder das Gewebe „verdampfen" lassen.

Wenn Sie sich zu einer Operation entschließen wollen oder müssen, dann besprechen Sie vorher, welche Operationsmethoden der Operateur Ihres Vertrauens beherrscht. Wenn Sie unsicher sind, holen Sie in jedem Fall die Meinung eines anderen Operateurs ein.

Fazit:

1. Für Männer mit milden oder schwachen Symptomen (nach dem IPSS, s. S. 34/35) kann das kontrollierte Zuwarten mit einem regelmäßigen Selbsttest empfohlen werden.

2. Die medikamentöse Therapie mit alpha-Rezeptoren-Blockern spricht bei den meisten Männern mit einer vergrößerten Prostata an. Die Nebenwirkungen sind gering und der Behandlungserfolg nachweisbar.

3. Patienten mit einer großen Prostata sind optimale Kandidaten für die Behandlung ihrer Symptome mit 5-alpha-Reduktase-Hemmern. Diese Medikamente können ein Schrumpfen der Vorsteherdrüse bewirken.

4. Die Kombination von alpha-Rezeptoren-Blockern und 5-alpha-Reduktase-Hemmern erhöht die Chancen eines Langzeiterfolges immens. Dabei minimiert diese medikamentöse Kombinationstherapie die Wahrscheinlichkeit von Komplikationen und einem möglichem operativen Eingriff.

5. Neue Operationsmethoden wie der Green-Light-Laser bieten Vorteile für den Patienten und können in Zukunft die bisherigen Standards ablösen. Diese Operation besticht durch ihre Effektivität und durch ihre Sicherheit.

6. Eine Vorsorge und Begleitung der Behandlung mit frei erhältlichen Medikamenten auch Phytopharmaka sowie Nahrungsergänzungsmitteln) ist empfehlenswert. Ebenso wie die Vorbeugung durch die bewährten Mittel der Naturheilkunde, Seite 47 ff.

So essen Sie Ihre Prostata gesund!

Mit der richtigen Ernährung kann der gesundheitsbewusste Mann auch Prostata-Erkrankungen vorbeugen und eine ärztlich verordnete Therapie wirksam unterstützen. Verschiedene internationale Studien zeigen einen eindeutigen Zusammenhang zwischen der Häufigkeit des Auftretens einer Prostata-Vergrößerung, der Häufigkeit von Prostatakrebs und der Ernährung.

Die Beobachtungen zweier Studien aus den letzten Jahren lenkten die Aufmerksamkeit der Forschung auf ein interessantes Phänomen:

1. In Asien erkranken und sterben wesentlich weniger Männer an Prostatakrebs als in den USA und in Europa. Das Gleiche gilt auch für die Entstehung der gutartigen Prostata-Vergrößerung. In den westlichen Industrieländern leiden von den über 70-jährigen Männern 9 von 10 an einer gutartigen Prostata-Vergrößerung. In Ländern wie China und Japan sind weniger als 10 % von dieser Krankheit betroffen. Im Unterschied zu Amerikanern und Europäern essen Chinesen und Japaner deutlich mehr Soja-Produkte und trinken viel grünen Tee.

2. Südeuropäer sind in Europa das Schlusslicht, wenn es um Prostatakrebs-Erkrankungen geht. Der reichliche Verzehr von nativem Olivenöl, Fisch, Gemüse und Obst ist der Grund für eine wesentlich gesündere Ernährung.

Eine Untersuchung an 250.000 Erwachsenen wurde über einen Zeitraum von 17 Jahren hinweg in Japan durchgeführt. Das Ergebnis war eindeutig: Je höher Soja-Verzehr war, desto geringer war die Neigung zu Prostata-Erkrankungen und -Krebs.

Wie können sich die Forscher so sicher sein, dass es am Soja liegt? Die Antwort ist einfach: Soja ist eine Pflanze, die zahlreiche Pflanzenhormone enthält, so genannte Phytoöstrogene. Diese Phytoöstrogene werden unterteilt in Isoflavonoide, Flavonoide und Lignane.

Neben der hohen Östrogen-Aktivität steuern die pflanzlichen Östrogene – über einen komplizierten hormonellen Stoffwechselvorgang – auch die Synthese verschiedener Sexualhormone. Verkürzt gesagt, steuern sie auch die Umwandlung von Testosteron. Diese besonderen Stoffe, die Isoflavonoide und Lignane, können in Urin, Speichel und Samenflüssigkeit nachgewiesen werden.

30- bis 100-facher Krebsschutz mit Soja

So wurde bewiesen, dass allein durch den Verzehr von Soja-Bestandteilen – der Pegel von Isoflavonoiden bei japanischen und chinesischen Männern im Vergleich zu amerikanischen Männern um das 30- bis 100-Fache erhöht ist. Auch wenn Sie kein Soja mögen, können Sie von dieser Erkenntnis profitieren. Manche Nahrungsergänzungsmittel in Soft-Gel-Kapsel-Form enthalten Sojaöl als Trägersubstanz.

Bis ins Detail beleuchtet: So entfalten Phytoöstrogene einen hemmenden Einfluss auf das Prostata-Wachstum

Die gutartige Vergrößerung der Prostata ist unter anderem durch die Umwandlung von Testosteron in Dihydrotestosteron und Östradiol bedingt. Das Hormongleichgewicht kann durch die Zufuhr von sogenannten Phytoöstrogenen entscheidend beeinflusst werden. Das vermehrte Wachstum des Prostata-Stützgewebes wie des Bindegewebes und der Muskulatur werden durch Östrogene gefördert.

Manche sekundäre Pflanzenstoffe ähneln dem körpereigenen Östradiol und verändern das Gleichgewicht zwischen den männlichen und den weiblichen Hormonen im Körper des Mannes.

Phytoöstrogene entfalten bei der Prostata ihre Wirkung, indem sie durch eine schwache östrogenartige Wirkung mit den körpereigenen Östrogenen konkurrieren. Diese Östrogene stimulieren das Prostata-Wachstum sowohl bei den gutartigen als auch bei den bösartigen Erkrankungen der Prostata. Sie sind ein starker Konkurrent der 5-alpha-Reduktase, die Testosteron in Dihydrotestosteron und in Östradiol spaltet.

Von besonderer Bedeutung in diesem Schutzprozess sind die Isoflavone

Diese sind vor allen Dingen in Hülsenfrüchten wie Soja, Linsen, Bohnen und Erbsen zu finden. Ein echtes Powergemüse ist jedoch auch Brokkoli.

Die Ergebnisse einer aktuellen Studie, an der 22 Männer im Alter von 57 bis 70 Jahren teilnahmen, legen nahe, dass Brokkoli sogar Einfluss auf Gene nehmen kann, die beim Mann für ein „Ein-" oder „Ausschalten" des Prostatakarzinoms verantwortlich sind.

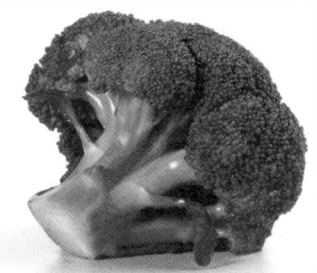

Brokkoli ist in mehrfacher Hinsicht gut für Ihre Gesundheit. Regelmäßiger Verzehr schützt vor verschiedenen Krebsarten.

Dieser Vorgang verläuft über hochkomplizierte Signalwege, an denen Botenstoffe wie Hormone beteiligt sind. Schon aus früheren Studien war bekannt, dass Brokkoli das Risiko für Prostatakrebs und dessen Fortschreiten vermindern kann.

Die Empfehlung lautet: 400 g Brokkoli pro Woche als Ergänzung zur normalen Kost bieten einen optimalen Krebsschutz. Der Brokkoli darf tiefgekühlt sein und sollte auf schonende Art gegart werden. Am besten kurz über Wasserdampf garen, so dass er seine satte grüne Farbe behält. Eine weitere Hauptgruppe der Phytoöstrogene sind die Phytosterole. Diese finden Sie in Kürbiskernöl-Extrakten. Gerade die Kürbiskernöl-Extrakte eigenen sich hervorragend für die Vorsorge und Behandlung einer vergrößerten Prostata. Aber wenn Sie lieber Kürbiskerne knabbern wollen, dann bieten Ihnen schon 10 g Kürbiskerne täglich einen guten Prostata-Schutz.

100 Gramm Kürbiskerne enthalten:
- 2.512 kJ (600 kcal)
- 45 g Öl
- 40 g Eiweiß
- 7 g Kohlenhydrate
- 5 g Ballaststoffe
- 5 g Mineralstoffe wie Zink
- 30 mg Vitamin E

Diese Angaben können schwanken, je nach Frische und Qualität der Kerne. Und auch je nachdem, ob Sie die Kerne lieber so oder geröstet zu sich nehmen. Hervorragend schmecken die Kerne auch über einem Brokkoli-Auflauf mit geschmorten Tomaten und Tofuwürfeln oder über Salat. Das ist herzhaft, gesund für die Prostata und vor allem eines: fettarm! Denn eine speziell für die Prostata ausgerichtete Diät sollte ausgewogen und fettarm sein.

Der Anteil an gesättigten Fettsäuren auf Ihrem Speiseplan sollte unter 10 % liegen

Was bedeutet das konkret?
1. Verbannen Sie Butter und Schmalz aus Ihrer Küche.
2. Verwenden Sie kaltgepresstes, natives Olivenöl oder Rapsöl.
3. Ersetzen Sie mindestens 3-mal pro Woche rotes Fleisch durch Geflügel oder besser noch kochen Sie zur Abwechslung vegetarisch.
4. Bringen Sie mindestens 2-mal pro Woche fettreichen Kaltwasser-Fisch wie Lachs, Makrele oder Hering auf den Teller.

Das Geheimnis der Eskimos

Eine schwedische Studie von 2001 ergab, dass Männer, die wenig oder keinen Fisch aßen, mit einer doppelt so hohen Wahrscheinlichkeit Prostatakrebs entwickeln wie diejenigen, die mäßig oder viel Fisch aßen.

2003 zeigte eine Studie der Harvard-Universität, dass Männer, die am meisten Fisch aßen, am seltensten einen fortgeschrittenen Prostatakrebs entwickeln.

Da besonders Männer, die sich wenig oder gar nicht in der Sonne aufhalten, normalerweise eine höhere Prostatakrebsrate haben, gehen die Wissenschaftler derzeit davon aus, dass ein Mangel an Vitamin D das Risiko, an Prostatakrebs zu erkranken, erhöht. Das gilt auch für die nördlichen Regionen, wo die Sonne weniger scheint. Da Prostatakrebs aber gerade unter Inuit-Männern in Grönland sehr selten ist, vermuten Wissenschaftler, dass dies überwiegend mit deren hohem Fischverzehr zusammenhängt. Abgesehen von den gesunden Fetten ist Fisch eine sehr gute natürliche Quelle für Vitamin D, was einen sehr hohen Prostata-Schutzeffekt hat.

Für eine wirkungsvolle Prostata–Diät: Kombinieren Sie die mediterrane mit der asiatischen Küche

Das, was hier auf den ersten Blick wild klingt, ist in Wahrheit eine echte Herausforderung und eine Entdeckungsreise für Ihren Gaumen.

Wenn Sie selbst kochen – umso besser. Wenn in Ihrem Haushalt Ihre Frau kocht, dann laden Sie sie ein, dieses Kapitel mit Ihnen zu lesen.

Denn was für Sie und Ihre Prostata gut ist, ist auch für die Gesundheit Ihrer Frau hervorragend als Krebs- und Herzschutz geeignet. Das überzeugendste Argument aber könnte sein: Bei dieser besonderen Form der Diät purzeln die Pfunde wie von selbst.

Ein Geheimnis der asiatischen Küche sind sicher ihre Sojaprodukte. Ein weiteres Geheimnis liegt in der sehr sparsamen Verwendung von tierischen Fetten und Milchprodukten. Probieren Sie zum Abschmecken von Soßen oder als Grundlage für Kartoffelpüree doch einmal Sojamilch aus. Die erhalten Sie mittlerweile in jedem Supermarkt.

Besonders gesund für die Prostata ist die Kombination von selbst gekochter Tomatensoße mit einem Schuss Sojasahne. Denn Tomatensoße ist eines der vielen Geheimnisse der Mittelmeer-Küche.

Der Farbstoff der Tomate, das Lycopin, macht dieses Gemüse so wertvoll für Ihre Prostata. Die wichtigste Frage ist nun: Wie wirkt Lycopin am besten?

Lycopin befindet sich in Gemüse und Früchten überwiegend in den Zellmembranen, zum Teil als Komplexverbindungen mit Proteinen, zum Teil in kristalliner Form und bis über 90 % als all-trans-Isomer. Vor der Aufnahme in unseren Körper muss es zunächst abgespalten und gelöst werden. Dies ist unter Anwesenheit von Ölen leichter, denn alle Carotinoide sind ja bekanntlich fettlöslich.

Wird also gleichzeitig mit lycopinhaltigem Gemüse oder Obst Öl- oder Fetthaltiges gegessen, erhöht sich die Aufnahme von Lycopin sehr stark. Das mit Fetttröpfchen verbundene Lycopin wird mithilfe der Gallensäuren emulgiert, wandert durch die Darmschleimhaut und wird über die Lymphe dem Blut zugeführt. Maßnahmen, die die Fettaufnahme beeinflussen, haben deshalb auch Rückwirkungen auf die Versorgung mit Lycopin.

Ballaststoffe binden Öle und Fette im Darm und senken nachgewiesenermaßen die Versorgung mit Lycopin. Das bedeutet, dass nicht nur Menschen, die zusätzlich Ballaststoffe wie Pektin oder Kleie zur Verdauungsförderung einnehmen, sondern dass alle, die sich mit viel Vollgetreide wie Vollkornflocken im Müsli oder Vollkornbrot ernähren, mit dieser überwiegend positiven Nahrungszusammenstellung leider in Kauf nehmen, dass die Zufuhr mit Lycopin behindert wird.

Lycopin – der Krebs-Schutzstoff für Ihre Prostata

In Laborexperimenten bei Tumorzellen konnte eine Wachstumshemmung gezeigt werden. Forscher vermuten heute, dass es die sekundären Pflanzenstoffe sind, die ebenso wie die Isoflavone im Soja die besondere Wirksamkeit unterstützen. Wenn Sie Ihrer Prostata ganz nebenbei eine Extra-Portion Schutzstoffe verordnen wollen, dann kaufen Sie einen hochwertigen und salzarmen Tomatensaft, geben 1/2 Teelöffel Olivenöl dazu und schmecken Ihre Lycopin-Bombe mit einem weiteren starken Schutzstoff ab: einer Messerspitze Kurkuma. Dieses exotische Gewürz – übrigens wieder aus der asiatischen Küche – erhalten Sie in guter Qualität in Bio-Läden und Reformhäusern.

Kurkuma – einige Prostatakrebs-Betroffene schwören auf die Einnahme von Gelbwurzpulver

Die Inder nutzen das Kurkuma (Gelbwurzpulver) zur Verfeinerung von Reis, Gemüse, Geflügel und Fisch. Die meisten Menschen kennen Kurkuma, ohne zu wissen, dass sie es essen: Denn es ist die Grundlage für alle uns bekannten Currypulvermischungen und wirkt vor allem durch seine intensiv gelbe Farbe. In Indien wird Kurkuma schon lange als Heilmittel geschätzt und genutzt.

Auch die Forschung beschäftigt sich schon länger mit diesem bescheidenen Gewürz. Nach neuesten Studien hat sich gezeigt, dass die Einnahme von Gelbwurz den Umwandlungsprozess von hormonabhängigen Prostatakrebszellen zu hormonunabhängigen Prostatakrebszellen verzögert.

Das ist für Betroffene eine lebensverlängernde Mitteilung, denn nur solange die Krebszellen hormonempfindlich oder anders ausgedrückt hormonabhängig sind, kann man sie auch wirkungsvoll mit Hormonentzug behandeln. Im Laufe der Therapie aber verändert sich bei vielen Betroffenen die Hormonempfindlichkeit und die „Systemische Hormonentzugstherapie" wird machtlos.

Kurkuma ist ein echter Hoffnungsträger für den aktiven Schutz gegen Krebs

Aber Kurkuma kann noch viel mehr. Denn sie wird auch verantwortlich gemacht für den Zelltod von sowohl hormonabhängigem als auch hormonunabhängigem Prostatakrebs. Nebenwirkungen dieser besonderen Pflanze sind nicht bekannt. Nur wenn Sie unter Gallensteinen leiden, sollten Sie vorher Ihren Arzt befragen.

Rezept für einen exotischen Kurkuma-Cocktail

Wieder haben Sie die Gelegenheit, die Vorzüge der asiatischen Küche mit der des Mittelmeerraumes zu kombinieren:

- 1 Liter Tomatensaft
- 10 g Gelbwurzpulver
- 5 g Ingwerpulver
- 1 g schwarzer Pfeffer
- 6 Teelöffel kaltgepresstes, natives Olivenöl oder Kürbiskernöl
- ein Spritzer Limone

Mixen Sie alle Bestandteile gründlich und servieren Sie das Gemisch gekühlt, aber nicht zu kalt. Wenn Sie diesen Drink allein genießen, dann mischen Sie sich je ein halbes Rezept an zwei aufeinander folgenden Tagen an.

Pflanzliches Viagra – Mythos oder Wahrheit? Mit diesen Geheimtipps wecken Sie Ihre Lust

Zu den Begleiterscheinungen von Prostataproblemen können auch Potenzprobleme gehören. Nicht zuletzt als unerwünschte, aber zumeist vorübergehende Folge nach operativen Eingriffen. Doch ebenso, wie Sie Ihre Prostata mit der richtigen Ernährung unterstützen können, können Sie auch Ihre Libido anregen – ganz natürlich. Die gute Nachricht ist: Die meisten Vitalstoffe zur Gesundherhaltung Ihrer Prostata gibt es mittlerweile auch in Kapselform. So stehen Ihnen die wichtigsten und hochwertigsten Nahrungsergänzungsmittel auch auf Reisen zur Verfügung. Achten Sie darauf, dass Sie zum Schutz Ihrer Prostata Präparate mit folgenden Inhaltsstoffen wählen:

– Kürbiskernöl-Extrakt
– Lycopin
– Vitamin C
– Vitamin D_3
– Vitamin E

Wenn es darum geht, Ihre Lust zu beflügeln, dann sollten Sie zunächst auf pflanzliche Mittel zurückgreifen. Besonders geeignet sind die Präparate, die das „Liebes-Wissen" verschiedener Kulturen miteinander kombinieren. Zu den besonders wirkungsvollen Inhaltsstoffen zählen: Macawurzel- oder Guaranasamen-Pulver, Granatapfel-, Schizandra- und Cayenne-Extrakt.

Schizandra – die Heilfrucht aus China mit dem exotischen Namen Wu Wei Zi – hat viele Talente

Schizandra wurde bereits vor mehr als 2000 Jahren in der Traditionellen Chinesischen Medizin erwähnt und gilt als einer der vielseitigsten und kostbarsten Schätze der chinesischen Kräuterkunde.

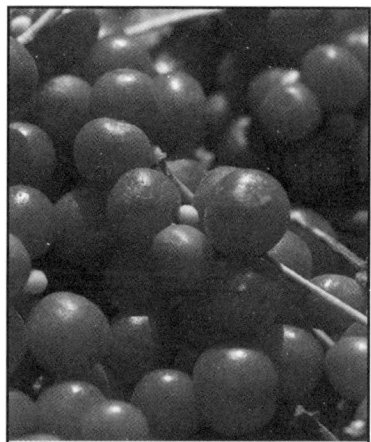

Chinesische Frauen schätzen die kleine rote Beere seit jeher als Verjüngungsmittel. Bei Männern und Frauen ist sie wegen ihrer die sexuelle Energie steigernden Wirkung gleichermaßen beliebt.

Schizandra wird in China auch Wu Wei Zi – das „Kraut der fünf Geschmacksrichtungen" – genannt.

Aber auch im Westen findet dieser Geheimtipp immer mehr Anhänger. Denn der Vitalstoffreichtum der Schizandra steigert die Vitalität, hilft bei großer Stressbelastung und stärkt die Libido – sowohl bei Männern als auch bei Frauen.

Die Früchte der Schizandra sollen auch bei Depressionen, Reizbarkeit und Vergesslichkeit helfen und eine Wiederherstellung der körperlichen und geistigen Balance unterstützen. Des Weiteren wirken die Beeren der Schizandra stärkend auf die Nieren und die Leber und sie reinigen das Blut. Klinischen Untersuchungen zufolge ist die leberschützende Eigenschaft der Schizandra vor allem auf die

Lignane Schizandrol A und Schizandrin B sowie auf mehr als 20 weitere Lignane zurückzuführen.

Lignane sind Vitalstoff, die als Naturstoff in Pflanzen vorkommen. Sie sind farblos, kristallin und geruchlos. Lignane gehören zur Oberklasse der Phytoöstrogene, sind östrogenähnliche Stoffe, die auch als Antioxidantien wirken.

Schizandra enthält aber noch weitere, hochwirksame Inhaltsstoffe
– Ätherische Öle
– Triterpene
– Vitamin C
– Vitamin E

Schizandra wird in der traditionellen chinesischen Medizin erfolgreich bei folgenden Krankheiten und Beschwerden eingesetzt:
– allgemeine Abgeschlagenheit, Erschöpfung und Schwäche
– Angstzustände und Panikattacken
– Depressionen
– Durchfall (Diarrhö)
– Ekzeme
– Hautausschlag
– Husten
– Konzentrationsschwäche
– Leberentzündung (Hepatitis)
– Schlaflosigkeit, Schlafbeschwerden
– sexuelle Unlust
– schwacher Sexualtrieb
– Verlust der Libido
– vorzeitiger Samenerguss

Schizandra-Rezepte für Gesundheit und Wohlbefinden:

Nach der Traditionellen Chinesischen Medizin (TCM) kaut man ungefähr 5 Gramm getrocknete Schizandra-Beeren täglich als Tonikum über 100 Tage hinweg. Sie bekommen die getrockneten Beeren in Ihrer Apotheke.

Achtung beim Verzehr von Schizandra: Eine zu große Dosis Schizandra-Beeren kann Sodbrennen verursachen.

Schizandra-Früchte-Tee gegen eine schwache Libido:

2 TL getrocknete Beeren über Nacht in kaltem Wasser einweichen und am nächsten Morgen abgießen. Die eingeweichten Beeren mit 250 ml Wasser aufkochen und 15 Minuten ziehen lassen. Schütten Sie den Tee durch ein Sieb ab und trinken Sie diesen Sud 1 Mal täglich. Ebenso wie die Trockenfrüchte wird dieser Tee traditionell 100 Tage lang getrunken, um die sexuelle Energie und Vitalität zu steigern.

Schneller wirkt ein gezieltes Nahrungsergänzungsmittel, das Ihnen die Kraft der kleinen Beere konzentriert als Extrakt zur Verfügung stellt.

Die Natur hält weitere wirksame Mittel für Sie bereit, wenn Ihre Männlichkeit Unterstützung braucht

Maca, botanisch *Lepidium Meyenii Walp*, ist eine Knollenwurzel, die in den Hochebenen der peruanischen Anden wächst.

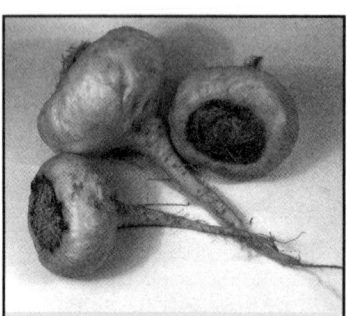

Maca, so sagen die Indios, mache stark für das Leben und stark für die Liebe!

Ebenso wie die Menschen dort, die sie von Hand anbauen und ernten, ist sie extremsten klimatischen Bedingungen ausgesetzt. Früher war der Genuss der Maca-Wurzel den Königen der Incas vorbehalten. Es sind die spanischen Kolonialisten und Missionare, die mit aller Kraft versuchen, die Traditionen der Einheimischen auszurotten. Nach einem Aufstand im Jahr 1780 verbietet sogar ein Gesetz jede Form indianischer Kultur. Es wurde verboten, die Quechua-Sprache zu sprechen, traditionelle Kleidung zu tragen und die Nahrungsmittel der Inka anzubauen: Kartoffeln, Mais, Yoco, Yacon und Maca.

Es ist den Indios der Anden zu verdanken, dass Maca nicht völlig ausgerottet wurde, denn sie haben das Saatgut bis in unsere Tage gerettet. Und allein die Indios wissen bis in unsere heutige Zeit, wie man diese Pflanze kultiviert. Maca wächst auf 3.000 und 4.500 Metern und ist die einzige essbare Pflanze, die an diesen Stellen überlebt. Nachts ist es hier sehr kalt und tagsüber kann die Sonne unerbittlich warm sein. Der Boden, auf dem Maca wächst, ist reich an Mineralstoffen, weil nichts anderes ihm seine Kraft entzieht. Diesen Reichtum nimmt die Pflanze auf.

In Peru wird Maca auf unterschiedliche Weise verarbeitet: roh, gebraten oder getrocknet. Die Bevölkerung von Peru verarbeiten Maca zu Plätzchen, Torten, Chips und Getränken. In Europa wird Maca hauptsächlich als Nahrungsergänzungsmittel angeboten und das hat seinen Grund.

Maca – auch genannt das „peruanische Viagra"

Maca besteht aus einer Kombination von Alkaloiden, die die Hypophyse und den Hypothalamus im Gehirn stimulieren und so die Hormonproduktion anregen. Zu diesen Hormonen gehört auch Testosteron, dessen vermehrte Produktion den Sexualtrieb und die Libido verbessern. Gleichzeitig wirkt es wie ein Aphrodisiakum und bekämpft erektile Störungen und Impotenz.

Der amerikanische Arzt Dr. Garry Gordon zieht sogar eine Parallele zwischen einem gesunden Sexleben und einem langen Leben. Er behauptet daher, man könnte mit Maca das Alter bekämpfen. Eine im *Asian Journal of Andrology* veröffentlichte Studie des Wissenschaftlers Gustavo Gonzales der peruanischen Cayetana-Heredia-Universität unterstreicht: Bei allen untersuchten Freiwilligen habe die Libido um 180 bis 200 % zugenommen – kurz gesagt: Maca macht Lust auf Sex.

Scharf macht, was scharf ist – Cayenne-Pfeffer

Neben all den Super-Exoten wirkt der Cayenne-Pfeffer geradezu wie ein heimisches Gewächs. Als Cayenne-Pfeffer wird das Pulver aus gemahlenen Cayenne-Chilischoten bezeichnet. Jeder kennt ihn, und wenn Sie gerne scharf essen, dann ist er Ihnen als Chili, Tabasco, spanischer Pfeffer oder sogar als Paprika bekannt.

Ursprünglich stammt der Cayenne-Pfeffer aus Südamerika. Wird aber heute hauptsächlich aus Afrika importiert. Seine Schärfe ist für die Pflanze ein reiner Schutzmechanismus, damit sie von Fressfeinden nicht vernichtet wird. Die Schärfe kommt aus den Drüsen, auf denen die Samen sitzen. Der Stoff, der dem Pfeffer die Schärfe verleiht, heißt Capsoicin. Capsoicin ist ein Alkaloid, das farblos und sehr beständig ist. Zu den weiteren wirksamen Inhaltsstoffen des Cayenne-Pfeffers zählen auch: Flavonoide, Steroidsaponine, Caroti-noide und ätherische Öle.

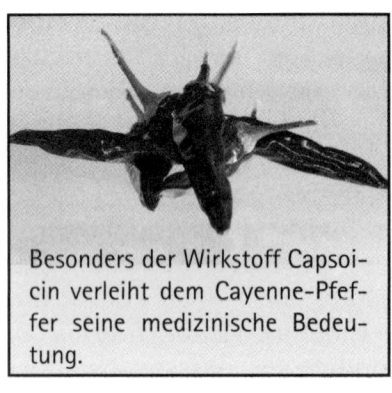

Besonders der Wirkstoff Capsoicin verleiht dem Cayenne-Pfeffer seine medizinische Bedeutung.

Der Inhaltsstoff Capsoicin fördert die Durchblutung. Diese Eigenschaft wird hauptsächlich bei der Zubereitung von Salben genutzt. Aber Cayenne-Pfeffer findet mehr und mehr Anerkennung auch bei den Nahrungsergänzungsmitteln. Hier kann er in Kombination mit anderen Extrakten seine durchblutungsfördernde Wirkung von innen entfalten, ohne dass Sie eine scharfe Mahlzeit zu sich nehmen.

Was sonst noch so alles in ihm steckt

Cayenne-Pfeffer enthält ebenfalls sehr viel Vitamin A, B_6, C und E sowie Molybdän, Kalium, Thiamin, Kupfer und andere Spurenelemente. Die Vitamine A und C in Chili zerstören freie Radikale. Freie Radikale sind hochreaktive Moleküle, die im Körper große Schäden anrichten können, wie zum Beispiel Gewebeschäden in Blutgefäßen und Nervenbahnen von Diabetikern. Auch können freie Radikale den Cholesterinspiegel anheben, was das Risiko, Herzprobleme wie Arteriosklerose zu bekommen, erhöht. Vitamin B_6 und Folsäure, die ebenfalls in Chili enthalten sind, senken den Homocystein-Spiegel.

Wo wird Capsaicin medizinisch eingesetzt?

Jack Challem schrieb 1995 in seinem Newsletter *The Nutrition Reporter*, dass seit dem Jahr 1990 bereits über 1.300 Studien, die sich mit Capsaicin beschäftigten, in medizinischen Journals niedergeschrieben wurden; bis heute sind es wahrscheinlich weitaus mehr.

Die wichtigste Eigenschaft des Chilis, neben seiner schmerzlindernden Wirkung, ist die Induktion des Zelltods von Krebs- und Fettzellen. Jener Stoff, der dafür sorgt, dass Chili so scharf ist, schafft es, Prostatakrebszellen zum Selbstmord zu bringen, berichtet das Wissenschaftsmagazin *Cancer Research Journal*.

Tests haben gezeigt, dass der Einsatz von Capsaicin fast 80 % der Krebszellen in den Tod treibt. Capsaicin ist offensichtlich in der Lage, die Apoptose (eine Form des programmieren Zelltods), die bei Krebszellen krankhaft verändert ist, wieder zu regulieren. Der Stoff hat ebenfalls den Level des prostataspezifischen-Antigens (PSA), einem Protein, das von Krebszellen produziert wird, verringert.

Experten raten allerdings davon ab, große Mengen an Chili zu sich zu nehmen. Britische Forscher warnen hingegen sogar davor, zu viel Chili zu essen. Untersuchungen haben nämlich ergeben, dass dies Magenkrebs verursachen kann.

Die Erforschung des Capsaicins hat in den vergangenen Jahren erstaunliche Fortschritte gemacht. Der Stoff wird bereits heute in Schmerzmitteln, Wundsalben und zur Verringerung der Thrombozyten eingesetzt.

Andere Studien bewiesen, dass mit dem Genuss von Chili verstärkt B-Endorphine ausgeschüttet werden. B-Endorphine sind Glückshormone, die unter anderem auch im Bereich des Mittelhirns an der Regulation der Schmerzempfindung beteiligt sind. Sie besitzen die Fähigkeit, die Übermittlung von Schmerzsignalen zu unterbrechen. Wenn extrem scharfe Speisen verzehrt werden und so viel B-Endorphin ausgeschüttet wird, wird das Limbische System aktiviert. Das Limbische System ist die Gehirnregion, die für die Gefühle wie Glück und Lust zuständig ist.

Wenn Sie Ihre Lust steigern und die guten Eigenschaften des Scharfmachers nutzen wollen, sind Nahrungsergänzungsmittel eine sichere Wahl zur Unterstützung Ihrer Prostata-Diät und eine natürliche Alternative zu Viagra.

Exotische Kürbismöhrensuppe für ein aphrodisierendes Essen zu zweit:

- 200 g Hokkaido-Kürbis, klein geschnitten und geschält
- 200 g Möhren
- 1 kleine Zwiebel
- 1 Stück frischen Ingwer
- 400 ml Gemüsebrühe
- 1 Dose Kokosmilch
- 2 TL Kurkuma
- 1 TL Koriander
- 1 Messerspitze Cayenne-Pfeffer
- Saft von 1 Limette

Zubereitung

Schälen und würfeln Sie Kürbis, Möhren, Zwiebeln und den Ingwer. Lassen Sie alles in einem Topf mit einem Esslöffel hochwertigem Olivenöl anbraten und gießen Sie dann mit der Gemüsebrühe ab. Kurkuma und Koriander über das Gemüse streuen und kurz unterrühren. Lassen Sie alles einmal aufkochen und bei mittlerer Hitze 15 Minuten weich kochen. Die Suppe vom Herd nehmen und fein pürieren. Die Kokosmilch, die Messerspitze Cayenne-Pfeffer und den Limettensaft dazugeben und die Suppe noch einmal ca. 5 Minuten ziehen lassen.

Tipps und Tricks: Kurkuma und Koriander können durch Curry ersetzt werden. Die Suppe lässt sich hervorragend einfrieren, am besten gleich portionsgerecht.

Ein trainierter Becken-boden ist nicht nur gut für Ihre Prostata!

Ein gesunder und kräftiger Beckenboden bietet den inneren Organen Halt und Festigung. Ein spezielles Training für den Beckenboden stärkt die Muskeln, fördert die Durchblutung und kann zu einem positiven Körpergefühl entscheidend beitragen. Das Beckenbodentraining hat sogar einen positiven Einfluss auf Ihre sexuelle Erlebnis-fähigkeit.

Mit gezieltem Beckenbodentraining lässt sich Harn-inkontinenz vorbeugen und behandeln

Harninkontinenz gehört leider zu den gefürchteten wie auch unangenehmen Begleiterscheinungen der

Schnell beschwerdefrei mit Beckenboden-gymnastik

Eine Studie der Universität Leuven (Belgien) zeigt gute Erfolgschancen, in den Fällen, in denen die Beckenboden-gymnastik bei Nachsorge von Prostatakrebs-Operierten eingesetzt wurde. Demnach senkt das Beckenbodentrai-ning gegenüber einer Scheinbehandlung die Dauer und das Ausmaß der Inkontinenz deutlich. Nach drei Monaten waren 88 % der Patienten wieder kontinent, in der Kon-trollgruppe lediglich 56 %. Nach nur einem Jahr Training verloren 95 % der Patienten keinen Harn mehr!

Anfangszeit nach einer Prostata-Operation. Auch bei minimal-invasiven Verfahren wie der TURP zur Behandlung der vergrößerten Prostata kann der Schließmuskel beeinträchtigt werden. In diesen Fällen leidet der operierte Mann meist mehrere Wochen lang an einer Harninkontinenz.

Die Prostata bildet beim Mann den Blasenhals und damit den Blasenverschluss. Wird die Prostata sogar ganz entfernt, weitet sich der Blasenhals. Das wiederum schwächt den inneren Schließmuskel und kann somit den äußeren Schließmuskel im Beckenboden überlasten.

Für den sicheren Verschluss Ihrer Blase spielt der Beckenboden eine tragende Rolle

Je stärker die Beckenbodenmuskeln, desto besser funktionieren die Organe im Becken. Und gut trainierte Muskeln steigern außerdem den Spaß an der Sexualität.

Die Frage ist nur: Wo genau sind denn die Muskeln Ihres Beckenbodens? Und wie können Sie einen Muskel trainieren, den Sie weder sehen noch im untrainierten Zustand genau fühlen?

Die richtigen Muskeln wahrzunehmen und gezielt zu trainieren ist also gar nicht so einfach. Meist wird die Bedeutung des Beckenbodens erst klar, wenn Sie schon unter den Folgen einer geschwächten Beckenbodenmuskulatur leiden, zum Beispiel unter Harninkontinenz. Aber ein gesunder, kräftiger Beckenboden tut für Ihren Körper noch viel mehr: Er trägt und stützt die Organe Ihres Bauchraums (Blase, Darm), schenkt Ihnen ein positives Körpergefühl und unterstützt Ihre gesunde Körperhaltung.

Um zu verstehen, welche Bedeutung Ihr Beckenboden hat, sollten Sie seine Anatomie kennen

Ihr Beckenboden besteht aus drei Muskelschichten, die wie die Saiten eines Tennisschlägers zwischen Steißbein, Schambein sowie Ihrem rechten und linken Sitzknochen gespannt sind. Damit stützt Ihr Beckenboden alle Organe Ihres sogenannten kleinen Beckens und den gesamten Rumpf.

Die erste, untere Schicht hat die Form einer Acht und windet sich um Harnausgang und After. Die zweite Schicht spannt sich von den Oberschenkelgelenken quer bis zum Schambein. Die obere, dritte Schicht verbindet Kreuzbein und Beckenseiten mit dem Schambein.

Mit den nachfolgenden Übungen können Sie die Muskulatur Ihres Beckenbodens gezielt trainieren. Mit der Beckenbodengymnastik schulen Sie gleichzeitig Ihre Wahrnehmung für diesen leider oft vernachlässigten Körperbereich.

Die wichtigste Voraussetzung für ein erfolgreiches Beckenbodentraining: Atmen Sie richtig!

Beim Training spielt die richtige Atmung eine große Rolle. Atmen Sie ruhig, langsam und tief durch die Nase ein bis tief in Ihren Bauch. Dabei wölben Sie Ihren Bauch vor und entspannen Ihren Beckenboden. Atmen Sie dann drucklos durch den Mund aus. Den Bauch lassen Sie flach werden. Erst danach spannen Sie Ihren Beckenboden kräftig an.

Halten Sie die Spannung, während Sie langsam bis 5 zählen. Dann entspannen Sie sich wieder und atmen langsam und ruhig ein, wie oben beschrieben durch die Nase tief in Ihren Bauch.

Muskelanspannung, aber bitte die richtigen!

Woher wissen Sie, dass Sie den Beckenboden anspannen? Das ist gerade zu Beginn des Trainings eine gute Frage. Und sie ist schnell beantwortet: Erinnern Sie sich ganz bewusst an das Gefühl, dem Drang von Wasserlassen und Stuhlgang nicht nachzugeben? Umgangssprachlich sagt man „einhalten" dazu. Dabei spannen Sie jedes Mal Ihren Beckenboden so an, dass Sie Ihren Damm in das Becken hineinziehen und dabei die Schließmuskeln von Harnröhre und Darm zusammenziehen. Alles, was Sie beim Beckenbodentraining tun, ist diesen Reflex der Muskeln bewusst zu trainieren und einzusetzen, wann immer Sie ihn brauchen. Sie wissen, ob Sie alles richtig machen, wenn Sie die Anspannung der Muskeln zwischen Hodensack und After oder oben an der Peniswurzel spüren.

Einige der folgenden Übungen sind möglicherweise für Sie ungewohnt und entsprechen nicht dem sonstigen Muskel- oder Fitnesstraining, das Sie vielleicht kennen. Aber je regelmäßiger Sie die Übungen machen, desto schneller werden Sie so viel Routine bekommen, dass Sie einige diskret und unauffällig sogar im Büro oder auf dem Weg zur Arbeit machen können. Nehmen Sie sich täglich morgens, mittags und abends ein paar Minuten Zeit dafür.

Übung 1: Entlasten Sie den Beckenboden

Sie liegen flach auf dem Rücken und stellen Ihre Beine angewinkelt hüftbreit auf den Boden. Legen Sie Ihre Arme neben den Oberkörper. Der Nacken bleibt dabei entspannt. Beim Einatmen wölben Sie den Bauch vor, lassen den Rücken ein klein wenig ins Hohlkreuz gehen und entspannen Sie Ihren Beckenboden.

Nun atmen Sie aus und versuchen dabei, mit Ihrem gesamten Kreuz den Boden wegzudrücken, Ihr Becken kippt dabei nach unten. Lassen Sie den Bauch beim Ausatmen wieder flach werden. Gleichzeitig bleiben Bauch- und Gesäßmuskulatur entspannt. Nun spannen Sie Ihren Beckenboden kräftig an. Halten die diese Spannung und zählen leise bis 10. Dabei atmen Sie ruhig weiter.

Diese Übung wirkt zusammen mit der Bauch- und Rückenmuskulatur auf die Beckenbodenmuskulatur. Der Beckenboden schließt sich. Wiederholen Sie diese und alle folgenden Übung jeweils 10 Mal.

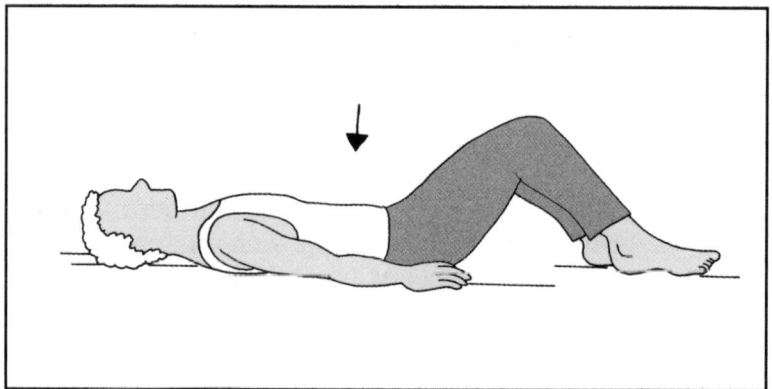

Beckenbodengymnastik steigert Ihre Lust auf Sex – und Sex ist gut für Sie und Ihre Prostata!

Eine Forschergruppe an der Universität in Melbourne hat das Sexualverhalten von über 2.300 Männern untersucht. Dabei haben sie festgestellt, dass eine häufige Ejakulation die Gefahr, an Prostatakrebs zu erkranken, verringert. Besonders Männer, die in jüngeren Jahren sexuell besonders aktiv lebten, leiden im späteren Alter weniger oft an einem Prostatakarzinom. Die Art und Weise der Ejakulation, ob Geschlechtsverkehr oder Masturbation, spielt dabei keine entscheidende Rolle. Durch die regelmäßigen Ejakulationen wird das in der Prostata gebildete Sekret ausgespült. Dies verhindert das Ansiedeln von Bakterien, die auch zu Entzündungen wie einer chronischen Prostatitis führen können. Die Urologen vermuten darin eine der Ursachen für die Entstehung des Prostatakarzinoms.

Männer, die sexuell aktiv und zufrieden mit ihrem Sexualleben sind, sind gesünder, glücklicher und leben länger als sexuell inaktive Männer. Zwei große Studien aus den Vereinigten Staaten haben einen Zusammenhang zwischen der Häufigkeit der Ejakulation und einem verringerten Prostatakrebs-Risiko beleuchtet. Lassen Sie sich diese höchst willkommene Möglichkeit, Ihr Prostatakrebs-Risiko mit der schönsten Nebensache der Welt aktiv zu senken, nicht entgehen. Mit den Übungen des Beckenbodentrainings fördern Sie die Durchblutung Ihrer Geschlechtsorgane, kräftigen Muskeln und Sehnen und steigern Ihre Lust.

Übung 2: Entlasten Sie den Beckenboden mit gekreuzten Beinen!

Nehmen Sie wieder die Rückenlage ein, strecken Sie die Beine aus und überkreuzen Sie diese. Atmen Sie tief in den Bauch und lassen Sie den Rücken ins Hohlkreuz gehen. Noch ist Ihr Beckenboden entspannt. Beim Ausatmen versuchen Sie erneut, mit dem Kreuz den Boden wegzudrücken. Lassen Sie den Bauch wieder flach werden. Die Bauch- und Gesäßmuskulatur bleiben entspannt. Erst in diesem Moment spannen Sie Ihren Beckenboden kräftig an. Die Fußkanten drücken während der Spannung gegeneinander. Halten Sie diese Spannung und zählen Sie leise bis 10. Auch bei dieser und allen anderen Übungen bitte das Weiteratmen während der Anspannung nicht vergessen. Diese Bewegung wirkt zusammen mit der Bauch- und Rückenmuskulatur auf die Beckenbodenmuskulatur. Der Beckenboden schließt sich. Bitte wechseln Sie nun die Seite und überschlagen Ihre Beine andersrum.

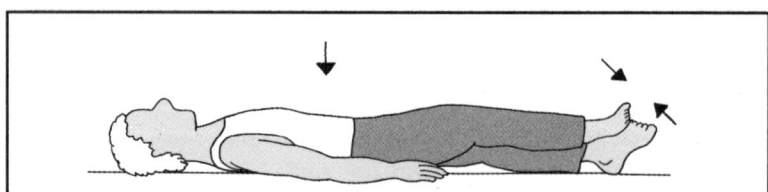

Übung 3: Brücke in verschiedenen Höhen

Legen Sie sich wieder flach auf den Rücken und stellen Sie Ihre Füße bei angewinkelten Beinen parallel auf. Das Becken kippt wieder nach unten, als ob Sie den Boden mit dem Kreuz wegdrücken wollen. Halten Sie die Lendenwirbelsäule in dieser Position gerade, Hohlkreuz vermeiden,

Bauch flach halten, dazu den Beckenboden anspannen. Jetzt heben Sie mit einer minimalen Bewegung Ihr Gesäß vom Boden ab. Gleichzeitig drücken Sie mit Ihren Schulterblättern den Boden nach unten. Dann senken Sie das Gesäß langsam wieder ab und verharren einige Sekunden über dem Boden. Dann langsam wieder den ganzen Rücken auf den Boden legen und entspannen. Achten Sie darauf, dass Ihr Gesäß beim Absenken zunächst den Boden nicht berührt!

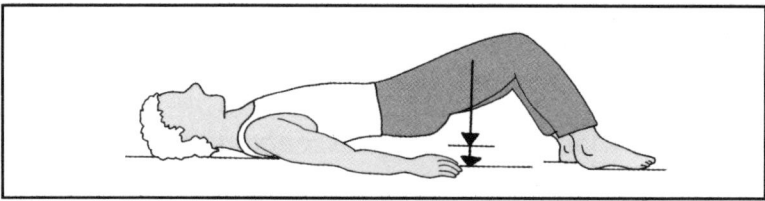

Übung 4: Fahren Sie Rad in der Luft

Legen Sie sich wieder auf den Rücken und heben sie anschließend Ihre Beine im rechten Winkel locker senkrecht hoch in die Luft. Achten Sie darauf, dass Sie die Lendenwirbelsäule dabei gerade halten (Hohlkreuz vermeiden, Bauch flach halten). Einfacher geht es, wenn Sie schon vor dem Abheben der Beine Ihr Becken nach unten kippen, also das Kreuz gegen den Boden drücken. Stützen Sie Ihr Gesäß und Ihre

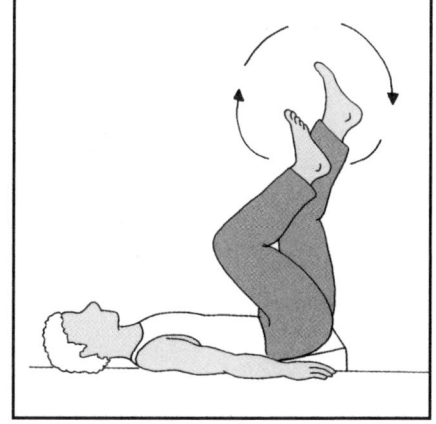

Hüfte notfalls mit den Händen. Wenn Ihnen das am Anfang zu schwierig ist, dann sorgen Sie mit einem gefalteten Handtuch oder einem Keilkissen dafür, dass Ihr Becken höher liegt als Ihr Brustkorb. Die Knie sind leicht gebeugt und Sie halten die Beine für ein paar Momente in dieser Stellung. Atmen Sie nun ruhig und gleichmäßig. Schütteln Sie Ihre Beine und kreisen Sie langsam die Fußgelenke. Fangen Sie an, rhythmisch mit den Beinen eine leichte Fahrradbewegung zu imitieren. Dies ist sehr angenehm und der Blutrückfluss wird gefördert. Auch bei dieser Übung spannen Sie während des Radfahrens Ihre Beckenboden-muskulatur an.

Übung 5: Machen Sie den Katzenbuckel

Knien Sie sich hin und gehen Sie mit den Händen in den Vierfüßlerstand. Die Knie stehen etwa hüftbreit auseinander, die Füße liegen flach auf dem Boden auf, die Hände legen Sie schulterbreit auseinander. Die Ellenbogen bleiben während der Übung leicht gebeugt Richtung Oberschenkel. Beim Einatmen wölben Sie den Bauch vor – diesmal zeigt er nach unten. Den Rücken lassen Sie dabei vorsichtig ins Hohlkreuz gehen. Ihr Beckenboden bleibt zunächst entspannt. Atmen Sie aus und machen Sie dabei mit Ihrem Rücken einen Katzenbuckel. Dabei wird Ihr Bauch flach und Sie spannen den Beckenboden kräftig an

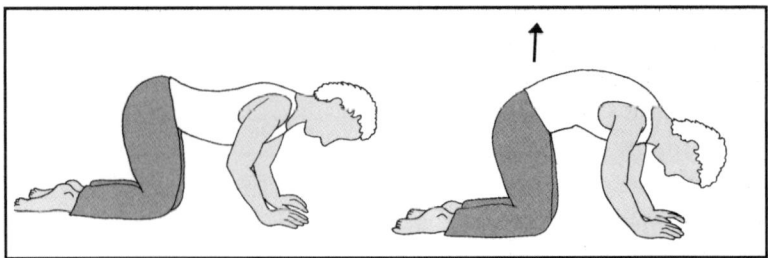

Übung 6: Kniestand

Knien Sie sich hin und gehen dann mit geschlossenen Knien in den Fersensitz. Ihre Arme ruhen vor Ihrem Bauch, Ihre Hände sind verschränkt. Ihren Rücken halten Sie dabei gerade. Atem Sie ruhig ein, wölben Sie Ihren Bauch vor und gehen mit dem Rücken leicht ins Hohlkreuz. Dabei entspannen Sie wieder den Beckenboden. Atmen Sie ruhig aus und richten Sie sich in den Kniestand auf, dabei die Arme mit Span- nung nach oben strecken. Strecken Sie den Rücken und lassen die den Bauch flach wer- den. Dabei spannen Sie den Beckenbo- den kräftig an. Wenn Sie wieder einatmen, setzen Sie sich erneut nach hinten auf Ihren Fersen ab.

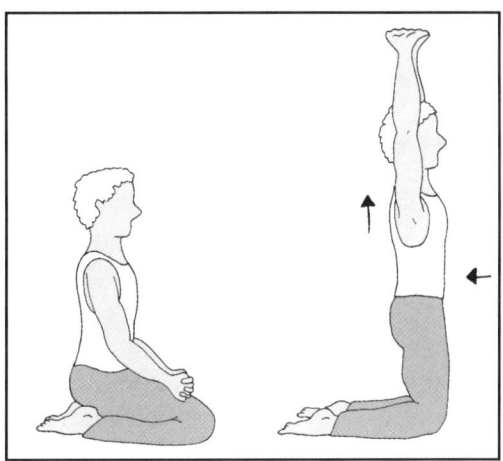

Übung 7: Der Reitersitz

Setzen Sie sich aufrecht, rittlings (die Stuhllehne ist zwi- schen Ihren Beinen) auf einen Stuhl. Nehmen Sie ein zusammengerolltes Handtuch zwischen Ihre Oberschenkel. Mithilfe der Rolle fällt es Ihnen leichter, aus dieser Positi- on gegen den Widerstand zwischen Ihren Beinen den Bek- kenboden anzuspannen. Atmen Sie ruhig ein, wölben den Bauch vor und entspannen Sie die Beckenbodenmuskula-

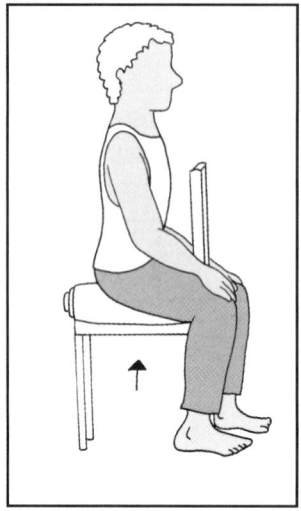

tur. Es sollte sich anfühlen, als würde Ihre Beckenbodenmuskulatur um die Rolle herum liegen.

Atmen Sie ruhig aus, lassen den Bauch dabei flach werden, dabei kippt das Becken nach hinten (Hohlkreuz vermeiden) und spannen Sie den Beckenboden kräftig an.

Zählen Sie bis 10 und entspannen den Beckenboden. Machen Sie eine kleine Pause, bevor Sie die Übung wiederholen.

Übung 8: Stehend im Fahrstuhl

Stehen Sie locker aufrecht. Ihre Beine sollten leicht, etwa schulterbreit, auseinander stehen, die Knie sind leicht gebeugt. Halten Sie die Hände auf das Gesäß. So können Sie kontrollieren, dass Sie nicht die Gesäßmuskulatur anspannen. Erspüren Sie Ihren Beckenboden und versuchen Sie stufenweise die Spannung zu erhöhen. Stellen Sie sich vor, Sie stehen in einem Fahrstuhl. Und mit jeder Etage, die Sie höher kommen, erhöhen Sie die Spannung. Atmen Sie aus und ziehen dabei den Beckenboden in den Bauch hinein. Atmen Sie ein und geben Sie der Spannung nach.

Halten Sie die Beckenbodenspannung bei jeder Übungseinheit für ca. 10 Sekunden. Wiederholen Sie alle Übungen je 10-mal.

Noch ein paar Tipps für das Training

✔ Nehmen Sie sich Zeit und Ruhe für Ihr Training – 15 Minuten am Tag gehören Ihnen und Ihrem Beckenboden!

✔ Achten Sie beim Einstieg in das Beckenbodentraining darauf, dass Ihre Blase entleert ist. Im fortgeschrittenen Stadium darf die Blase gefüllt sein. So lernen Sie die verschließende Wirkung Ihrer gestärkten Beckenbodenmuskulatur kennen.

✔ Wählen Sie ein stabile, nicht gepolsterte Unterlage für Ihr Training, am besten Teppich oder Gymnastikmatte.

✔ Wenn Ihnen einige Übungen besser gefallen als andere, dann machen Sie die einfach öfter. Sie können diese Übungen frei variieren.

✔ Gründen Sie mit Freunden oder Arbeitskollegen eine Trainingsgruppe. So können Sie an ausgewählten Tagen die Übungen mit den anderen machen. Das bringt mehr Spaß und fördert die Motivation.

✔ Wiederholen Sie die Übungen so oft, bis Sie auf eine Viertelstunde Trainingsdauer pro Tag kommen.

Für alle Beckenbodenübungen gilt: Das Mit-Anspannen von Bauch- und Gesäßmuskeln sowie den Muskeln an der Innenseite der Oberschenkel sollte vermieden werden. Atmen Sie bei jedem Anspannen der Beckenbodenmuskulatur aus.

Diagnose Prostatakrebs – Was Sie wissen sollten, was Sie tun können, welche Behandlungen es gibt

Das Prostatakarzinom ist inzwischen in Europa und Nordamerika zum häufigsten Krebs bei Männern geworden. Das mittlere Erkrankungsalter liegt bei etwa 73 Jahren. 85 % der erkrankten Männer sind älter als 65 Jahre. In Deutschland wird derzeit jährlich bei etwa 48.600 Patienten ein Prostatakarzinom diagnostiziert. Die Überlebensrate innerhalb von 5 Jahren liegt bei 82 %. Bei der Prognose sind langsam voranschreitende von aggressiven, metastasierenden Verlaufsformen zu unterscheiden.

B eim Prostatakarzinom verändern sich die Prostata-Drüsenzellen, die sich daraufhin unkontrolliert vermehren. Es werden Geschwülste ausgebildet und das umliegende Gewebe wird zerstört. Die Krankheit macht sich erst spät mit Beschwerden bemerkbar. Doch bereits in der symptomlosen Zeit der Erkrankung können sich metastasierende Geschwülste in die Lymphknoten oder in das Knochengerüst ausbreiten. Diese Metastasen verursachen meist auch die ersten Symptome, zum Beispiel Rückenschmerzen.

Eine Heilung von Prostatakrebs ist nur in frühen Stadien möglich. In fortgeschrittenen Stadien ist es Ziel der Therapie, die damit verbundenen Beschwerden so gering wie möglich zu halten. Leider gehen immer noch viel zu wenig

Männer rechtzeitig zur Vorsorgeuntersuchung.

Ab dem 40. Lebensjahr ist die wartungsfreie Zeit vorbei! Auch wenn sich zotige Witze halten, man(n) sei lieber tot als impotent. Das ist keine gute Alternative. Vor allem, weil die Ursachen für diese Erkrankung bisher noch nicht genau bekannt sind. Umwelteinflüsse, Ernährung und die Vererbung sollen eine Rolle spielen. Etwa 5 % der Prostatakarzinome sind vererblich. Waren oder sind Mitglieder der Familie daran erkrankt, so sollte auf jeden Fall die Vorsorgeuntersuchungen regelmäßig absolviert werden. Bei einem Erkrankungsalter jünger als 55 Jahre besteht immer auch der Verdacht, dass Mitglieder der Familie ebenfalls erkrankt sein könnten.

Diagnostik

Die Diagnose des Prostatakarzinoms bildet das Dreigestirn aus digitaler-rektaler Untersuchung DRU (Seite 41), transrektaler Sonographie (TRUS, Seite 40) und die Bestimmung des prostataspezifischen-Antigens (PSA, Seite 40 sowie 104) im Serum die Basis. Alle drei Diagnose-Methoden kennen Sie bereits von der gutartigen Vergrößerung der Prostata. Darum sei an dieser Stelle noch einmal erwähnt: Die gutartige Prostata-Vergrößerung hat mit Krebs nichts zu tun. Und: Das PSA ist kein Krebsmarker. Ein erhöhter PSA-Blutwert zeigt zunächst einmal nur an, dass mit der Prostata etwas nicht stimmt. Das kann eine Prostata-Entzündung sein (Seite 20), eine gutartige Vergrößerung (Seite 25) oder eben ein Prostatakarzinom. Auch mechanische Irritation, wie sie bei der Tastuntersuchung vorzufinden ist, oder sogar eine Fahrradtour am Tag vor einer Untersuchung können den PSA-Wert erhöhen.

Auf ein Wort zum Thema PSA–Bestimmung

Wegen der fehlenden Treffsicherheit und der Einschränkung der Tastuntersuchung setzen viele Urologen heute auf die PSA-Testung zur Vorsorge und Früherkennung. PSA steht für das sogenannte prostata-spezifische Antigen. Dies lässt sich im Blut in geringen Mengen nachweisen. Dazu wird dem Mann eine Blutprobe entnommen und entsprechend in einem Labor analysiert. Eine erkrankte Prostata produziert mehr PSA als normales Prostatagewebe. **So kann der PSA-Wert als Organmarker gesehen werden.** Er gibt nur einen Hinweis auf das Organ – nicht auf die Art der Erkrankung! Auch eine gutartig vergrößerte Prostata kann zu einem erhöhten PSA-Wert führen. Lassen Sie sich also nicht von einem erhöhten Wert erschrecken.

Erst wenn sicher eine Krebserkrankung diagnostiziert ist, kann der PSA-Wert ein unabhängiger Parameter für das Beurteilen der Tumore und die Prognoseabschätzung der Erkrankung sein. Er ist häufig therapieentscheidend. Im Falle einer Krebserkrankung weisen steigende Werte auf ein Wachsen des Tumors hin und stabile Werte auf einen stabilen Krankheitsverlauf.

Was Sie über den PSA-Wert sonst noch wissen sollten:
- ✓ Der **Normalwert** liegt bei einem gesunden Mann im Bereich **zwischen 0 und 4,0 ng/ml PSA im Blut**. PSA-Werte unter 4 ng/ml werden somit meist als normal angesehen.
- ✓ Bei Blutwerten **unter 1,0 ng/ml PSA im Blut** kann sich bei etwa zehn von 100 Männern trotzdem ein Karzinom in der Prostata entwickeln.
- ✓ Bei Werten **von 2 bis 4 ng/ml** müssen etwa 25 % der Männer damit rechnen, dass tatsächlich ein – wenn auch kleines – Karzinom die Quelle des höheren PSA-Wertes ist.

✓ Liegt der Wert **zwischen 4 und 10 ng/ml PSA** im Blut wird eine Diagnose auf ein Prostatakarzinom immer wahrscheinlicher und etwa 40 % der Männer müssen in den weiterführenden Untersuchungen mit der Entdeckung von Tumorgewebe rechnen.

Den wirklich entscheidenden Hinweis auf einen Tumor liefert aber erst die Dynamik des PSA-Wertes. Damit ist der Anstieg des Wertes im Verlauf der Zeit gemeint. Ein Ansteigen **von mehr als 0,5 ng/ml PSA im Blut pro Jahr** im Blut kann ein deutlicher Hinweis auf ein Prostatakarzinom sein. Zu berücksichtigen ist jedoch, dass es verschiedene Gründe für ein Ansteigen geben kann. Zum einen haben verschiedene Aktivitäten wie Radfahren, Reiten, Rudern, ein Samenerguss, eine Prostata-Massage, harter Stuhlgang oder gar die digitale-rektale Untersuchung einen Einfluss auf den PSA-Wert. Es können mehrere Tage bis zu einer unverfälschten Bestimmung vergehen.

Diese Beeinflussbarkeit zeigt gleichzeitig auch die Grenzen des Frühwarnsystems der PSA-Bestimmung auf. Es werden viele stumme, wahrscheinlich nie auffällige und symptomlose Prostatakarzinome entdeckt. Für betroffene

Störfaktoren für den PSA–Test		
Einflüsse, die den PSA-Wert verfälschen können	Erhöhung	Wartezeiten bis zur unverfälschten Bestimmung
Prostata-Massage	ca. 3- fach	ca. 3-4 Tage
Radfahren	1,5-fach	ca. 1-2 Tage
Ejakulation	bis 2-fach	ca. 1-2 Tage
digitale-rektale Untersuchung	bis 2-fach	ca. 1-2 Tage

Männer kann es psychisch sehr belastend sein, wenn der PSA-Wert ansteigt. Selbst ein Anstieg von 0,5 ng/ml PSA im Blut von einem zum anderen Jahr kann ganz andere Ursachen haben. So bedeutet dies für die betroffenen Männer meist ein Abwarten im Ungewissen. Dies beeinträchtigt deutlich die Lebensqualität des Mannes. Auch birgt es die Gefahr, dass diese Männer sich einer möglicherweise unnötigen Behandlung unterziehen. Hier sind die folgenden Nebenwirkungen oft belastender, als das Leben mit einem unerkannten und stillen Karzinom.

Wenn Ihr Arzt nach einer Standarduntersuchung einen Tumor vermutet, wird er mit Ihnen die weitere Vorgehensweise besprechen. Denn sowohl die bildgebende Ultraschalluntersuchung als auch die Tastuntersuchung können ein frühes Prostatakarzinom nur schwer oder gar nicht entdecken. Der sichere Nachweis eines Tumorwachstums – und damit die endgültige Diagnose – ist **nur** durch eine Gewebeprobe, auch Biopsie genannt, möglich.

Biopsie

Bei einem hinreichenden Verdacht auf ein Prostatakarzinom besteht zur weiteren Diagnose die Möglichkeit einer Biopsie. Diese Gewebeentnahme erfolgt meist mit örtlicher Betäubung. Es ist in der Regel ein unkomplizierter, aber doch immerhin ein Eingriff in den Körper. Der Urologe nutzt diese Untersuchung in der Regel als letzte diagnostische Möglichkeit. Je genauer die vorangegangene Diagnostik durchgeführt wurde, desto eher können unnötige Gewebeentnahmen verhindert werden. Zur Wahl stehen die Stanzbiopsie und die Saugbiopsie.

Die **Stanzbiopsie** kann sowohl vom Enddarm als auch über den Damm durchgeführt werden. Dabei nimmt der

Urologe mit einer Spezialnadel unter der Kontrolle einer Ultraschallsonde aus den verdächtigen Stellen der Prostata mehrere Gewebezylinder heraus.

Bei der **Saugbiopsie** führt der Urologe eine besonders dünne Nadel mit Ultraschallkontrolle durch den Enddarm hindurch bis in die Prostata ein. Aus verschiedenen Bereichen entnimmt der Urologe dann mit Unterdruck verdächtiges Gewebe. Die Gewebeproben werden sorgfältig histologisch untersucht und die Art des Tumors bestimmt. Dies ist für das weitere Vorgehen von entscheidender Bedeutung. Grad und Stadium des Prostatakarzinoms spielen neben dem allgemeinen Gesundheitszustand die Schlüsselrolle bei der Festlegung des nun folgenden Gesundheitsplans.

Fazit

Ab dem 45. Lebensjahr bietet sich eine jährliche Vorsorgeuntersuchung auf ein Prostatakarzinom an. In Deutschland besteht ein Anspruch durch die gesetzlichen Krankenkassen, allerdings nur für die Tastuntersuchung. Ein PSA-Test und die rektale Ultraschalluntersuchung sollten aber in jedem Fall mit gemacht werden, auch dann, wenn Sie dafür ca. 50 bis 60 Euro extra bezahlen müssen. Das sollten Sie sich selbst wert sein! Achten Sie darauf, dass Ihnen das Blut für den PSA-Test vor der Tastuntersuchung abgenommen wird und achten Sie darauf, dass Sie Störfaktoren für den PSA-Test (siehe Tabelle Seite 105) ausschließen.
Je früher ein Tumor identifiziert werden kann, desto größer sind die Heilungschancen. Die Untersuchung durch den Urologen ist schnell, einfach und schmerzlos. Grundlage einer seriösen Beurteilung ist nach hinreichendem Anfangsverdacht auf ein Karzinom nur die Biopsie.

Krankheitsstadien des Prostatakarzinoms

Im Labor untersuchte Proben der Biopsie zeigen dem Urologen noch Weiteres auf. Neben der reinen Aussage, ob oder dass ein Tumor vorliegt, können bereits Angaben über das wahrscheinliche Verhalten und die Biologie des Tumors gemacht werden. Die Bösartigkeit des Tumors hängt nicht nur von der Größe und Ausbreitung, sondern auch von der Art der Gewebezellen ab. Die malignen Zellen werden nach dem Differenzierungsgrad G1 bis G3 eingeteilt (G1: Gut differenziert; G2: Mäßig differenziert; G3: Schlecht differenziert). Mit einer G1-Differenzierung ähnelt die Zelle dem normalen Gewebe. G3-Zellen sind aggressiver und haben eine schnellere Ausbreitung.

Um die Lage und die Ausdehnung eines Karzinoms zu beschreiben, bedienen sich die Urologen dem so genannten TNM-System. Das ist eine Art Koordinatensystem, mit dem bösartige Tumore hinsichtlich ihrer anatomischen Ausbreitung klassifiziert und verschiedenen Stadien zugeordnet werden.

Damit ist es auch Ihrem Hausarzt sehr schnell und eindeutig möglich, dem Befundbericht einer Klinik die wichtigsten Angaben über die Tumorerkrankung zu entnehmen. Das TNM-System trägt dazu bei, dass alle Beteiligten die gleichen Informationen erhalten.

Damit auch Sie im Notfall wissen, wovon bei diesen Angaben die Rede ist, finden Sie die wichtigsten Informationen dazu im Folgenden zusammengefasst:

T steht für Tumorausdehnung,
N für Lymphknotenmetastasen und
M für Fernmetastasen.

Um die Ausdehnung der Erkrankung genauer einzugrenzen, sind dem Kürzel jeweils Ziffern beigestellt.

T1

Mit T1 wird ein Tumor bezeichnet, der winzig klein ist, mit dem Finger nicht tastbar und mit dem Auge nicht sichtbar. Diese werden eher zufällig entdeckt. Ein Tumor der Kategorie T1c wurde nach einer PSA-Erhöhung durch eine Gewebeentnahme bestätigt und stellt die prognostisch günstigste Untergruppe dar.

T2/N2/M1 bedeutet ausgeschrieben:

Mit T2 wird ein Tumor bezeichnet, der auf die Prostata begrenzt ist. N2 heißt, dass in einem Lymphknoten nahe der Prostata ebenfalls bösartige Zellen gefunden wurden, also bereits eine Metastase vorliegt, die größer als 2 Zentimeter ist. M1 besagt, dass bei einer Ganzkörperuntersuchung auch entfernt gelegene Metastasen gefunden wurden. Können die Urologen zu einer Kategorie aufgrund fehlender oder unklarer Untersuchungsergebnisse keine oder keine sichere Aussage machen, dann folgt dem Kürzel der Zusatz X.

Außerdem gibt der so genannte Gleason-Score Aufschluss über das Wachstumsverhalten der Krebszellen. Er wird in der Regel aus zwei Zahlen gebildet und auch so angegeben (z.B.: Gleason 3+4=7)

Bedeutung des Gleason-Score

Bei einem Gleason-Score bis 6 ist die Prognose eher günstig und bei einem Score ab 7 ungünstig. Für das weitere Vorgehen sind aber auch noch das Alter des Patienten und sein gesundheitlicher Zustand von enormer Bedeutung. Je jünger ein Mann mit der Diagnose Prostatakarzinom ist, desto eher sollte er sich einer operativen Therapie unterziehen. Dies gilt insbesondere bei aggressiven Tumoren.

Gleason-Score	Differenzierungsgrad	Bewertung
2 bis 4	gut differenzierte Tumore	zufällig entdeckt
5 bis 6	mittelgradig differenzierte Tumore	bei einer Biopsie gefunden
7	mittelgradig bis schlecht differenzierte Tumore	bei einer Biopsie gefunden
8 bis 10	schlecht bis entdifferenzierte Tumore	schnellwachsende, häufig fortgeschrittene Tumore

Liegt bei dem Patienten das Alter weniger als 10 Jahre unter der statistischen Lebenserwartung ist eine Operation zu überdenken. Eine Entscheidungshilfe sind immer das biologische Alter und der sonst gute Gesundheitszustand. Vor einer Therapieentscheidung ist jedoch die Kenntnis über die Ausdehnung des Tumors von großer Bedeutung. Nur eine vollständige operative Entfernung des gesamten Tumorgewebes verspricht eine Heilung. Eine Ganzkörper-Untersuchung mit Röntgen- oder Kernspintomographie ist dafür unabdingbar.

Welche Therapien gibt es? Wie wirken sie und wie entscheiden Sie sich?

Die einfachen und schnellen Vorsorgeuntersuchungen haben dazu geführt, dass immer mehr Männern die Diagnose Prostatakarzinom erstellt wird, lange bevor sich die Erkrankung durch Symptome bemerkbar macht. Das ist zunächst mal ein schwerer Schock für den Betroffenen. Denn er ist ohne Beschwerden und seiner Meinung nach gesund zum Arzt gegangen und kommt als Krebspatient nach Hause. Grundsätzlich ist die Diagnose Prostatakarzinom keine Notfalloperation, bei der innerhalb kürzester Zeit weitreichende Entscheidungen erforderlich sind. Die erste und wichtigste Empfehlung lautet: Entscheiden Sie in Ruhe und erst, wenn Sie sich über alle gängigen Therapieverfahren informiert haben.

Auch das Einholen einer zweiten Meinung bei einem anderen Arzt oder in einer anderen Klinik sollte ganz oben auf Ihrer Liste stehen. Bei der Entscheidung für oder gegen bestimmte Behandlungen spielen die Faktoren Alter und allgemeiner Gesundheitszustand, PSA-Werte und Ergebnis der Biopsie sowie das Resultat von begleitenden Untersuchungen eine ganz wichtige Rolle. Und, das sollten Sie ebenfalls niemals außer Acht lassen, Ihr Bauchgefühl!

Welche Therapie ist für wen geeignet?

Aktives Beobachten – das kontrollierte Zuwarten „watch and wait"

Eine aktive Behandlungsstrategie kann auch bedeuten, dass ein Patient mit einem kleinen Prostatakarzinom aktiv beobachtet wird, wie Sie es schon auf Seite 36 bei der beginnenden BPH kennengelernt haben. In diesem Fall entscheidet sich der Patient beim aktiven Beobachten nicht etwa gegen eine Heilbehandlung. Im Gegenteil: Der Patient selbst ist ganz und gar gefordert, sich zu beobachten, regelmäßig zu den Untersuchungsterminen zu erscheinen und aktiv Rückmeldung zu geben, wenn sich an seinem Zustand etwas ändert.

Für wen eignet sich diese Therapie?

Die Strategie des aktiven Beobachtens eignet sich für Patienten ohne Beschwerden. Bei ihnen wurden kleine, nur auf die Prostata begrenzte Tumore gefunden. Eine Voraussetzung ist, dass die Erkrankung sich voraussichtlich nicht auf ihre Lebenserwartung auswirken wird. Alter und eventuell vorhandene Begleiterkrankungen eines Patienten werden ebenfalls berücksichtig. Der Patient sollte die Entscheidung mittragen. Die begleitenden Kontrolluntersuchungen sind engmaschig. Dazu gehören regelmäßige PSA-Bestimmungen und digital-rektale Untersuchungen. Um ein Fortschreiten der Erkrankung und damit ein Vergrößern des Tumors auszuschließen, sollte bei dem aktiven Beobachten in größeren Zeitabständen die Biopsie wiederholt werden.

Schreitet die Erkrankung voran, kann die Anpassung der Behandlung auf eine radikale Prostatektomie oder eine Bestrahlung umgestellt werden. Viele Männer, die sich während des „aktiven Beobachtens" für eine Therapie entscheiden, tun dies meist nicht wegen einer Krankheitsverschlechterung, sondern aus psychologischen Gründen. Der Zustand des Verharrens und Wartens ist psychisch für manche Männer sehr belastend.

Offene radikale Prostatektomie

Die radikale Therapie ist eine operative Therapie. Das Ziel: die ganze Prostata mit der Kapsel, den anliegenden Samenbläschen und den örtlichen Lymphknoten zu entfernen. Diese Operation zielt darauf ab, krankes und bedrohtes Gewebe vollständig auszuräumen und somit eine langfristige Heilung zu erzielen. Bei diesem großen und sehr umfangreichen Eingriff müssen die Patienten mit vielen verschiedenen und auch nach der Operation belastenden Nebenwirkungen sowie unerwünschten Langzeitfolgen rechnen.

Die radikale Prostatektomie wird bei Tumoren der Stadien T1 und T2 standardmäßig eingesetzt. Ebenso bei größeren Tumoren des Stadiums T3a, solange der Tumor noch nicht in das umliegende Gewebe übergegangen ist (invasiv wächst). Die Operation kann über den unteren Bauchschnitt (retropubisch), über einen Dammschnitt (perenal) oder mit dem Endoskop als minimal-invasive Schlüssellochchirurgie (laparoskopisch) durchgeführt werden.

Die Operation mit dem unteren Bauchschnitt hat den Vorteil, dass gleichzeitig die Lymphknoten entfernt und untersucht werden können. Bei der perinalen radikalen

Prostatektomie wird zwischen dem After und den Hoden ein Schnitt geführt. Für die Lymphknotenentfernung ist bei diesem Eingriff ein zweiter, kleiner Schnitt durch die Bauchdecke notwendig. Eine minimal-invasive Operationsmethode hat im Vergleich zur offenen Operation eine schnellere Wundheilung und bedeutet für den Patienten einen kürzeren Krankenhausaufenthalt. Diese Operationsmethode erfordert ein spezielles Instrumentarium und auch eine spezielle Ausbildung des operierenden Urologen. Der Erfolg misst sich darin, dass der PSA-Wert schon kurze Zeit nach dem Eingriff sehr niedrig ist und dies auch bleibt.

Wie sind die Heilungschancen?

Die Heilungserfolge nach einer Prostatektomie sind abhängig vom Tumorstadium. Bei frühen Stadien der Krankheit ist die Operation in 90 % der Fälle dauerhaft erfolgreich.

Da Vinci – ein Genie im OP?

Eine Weiterentwicklung der laparoskopischen Operation ist ein Operationsroboter. Auf ein System von Roboterarmen überträgt der Chirurg verfeinert die eigenen Handbewegungen. Eines dieser technischen Systeme wird Da Vinci® genannt.

Diese Roboter-assistierte, minimal-invasive Operationstechnik eignet sich für ein lokalisiertes Prostatakarzinom sollte aber nur bei voraussichtlich unkompliziert zu entfernenden Tumoren eingesetzt werden. Außerdem erfordert sie viel Erfahrung und Routine vom Operateur.

Was zählt zu den belastenden Nebenwirkungen und unerwünschten Langzeitfolgen?

✓ Allgemeine Operationsrisiken sind Blutungen, Wundinfektionen, Thrombosen, Embolien und Lungenentzündungen.

✓ Bei der Entfernung der Lymphkonten werden Lymphbahnen unterbrochen. Dadurch kann es zu Lymphansammlungen im kleinen Becken oder in den Beinen kommen. Das verursacht Schmerzen, lässt Ihre Beine anschwellen und belastet Ihr Herz.

✓ Auftreten von Engstellen (Strikturen) im Bereich der Blasen-/Harnröhren-Verbindungen. Das Wasserlassen ist dadurch erschwert oder gar nicht mehr möglich. Durch einen kleinen Eingriff kann die Engstelle durch die Harnröhre geweitet werden.

✓ Auch mit modernsten Techniken und mit erfahrenen Chirurgenteams kann die Harninkontinenz nicht ausgeschlossen werden. Die Hälfe der operierten Männer leidet an einer leichten Harninkontinenz. So kann ein Niesen, Husten, oder das Heben von Gegenständen diese Inkontinenz verursachen. Durch ein entsprechendes Training der Beckenbodenmuskulatur (Seite 90) ist es möglich, den Schließmuskel im Beckenbodenbereich wieder zu festigen. Das Beckenbodentraining hilft den Patienten, nach wenigen Wochen bis Monaten wieder in der Lage zu sein, ihren Urin auch ohne weitere Medikamente und Behandlungen zu halten.

✓ Nach der Entfernung des Katheters kommt es meist noch eine Zeit lang zu einem unfreiwilligen Harnabgang durch die Harnröhre. Meist passiert das bei körperlicher Bewegung oder einer Anstrengung. Auch hier ist ein Beckenbodentraining sehr sinnvoll und kann die Urinhalteschwäche schon nach kurzer Zeit überwinden.

✓ Eine schwerwiegende, aber sehr seltene Komplikation ist die bleibende Harninkontinenz. Der willkürliche äußere Schließmuskel im Beckenboden kann auch bei erfahrenen Operateuren verletzt werden. Das Risiko beträgt jedoch weniger als 5 %. Durch ein konsequent praktiziertes Beckenbodentraining ist eine spürbare Stärkung des Schließmuskels möglich. Als letzte Konsequenz bietet sich die operative Einpflanzung eines künstlichen Schließmuskels an. Auch wenn dieser Ersatz sehr zuverlässig funktioniert, birgt eine erneute Operation und das Einsetzen eines Fremdkörpers die erhöhte Gefahr einer Infektion.

✓ Eine größere Zahl von Patienten leidet nach der Operation unter dem Unvermögen, eine Erektion zu halten. Da die Prostata von einem dichten Nervensystem und Blutgefäßen umgeben ist, kann es bei der Operation zu einer Verletzung dieser für die andauernde Erektion so notwendigen Strukturen kommen. Unmittelbar neben der Prostata verlaufen zwei Gefäß-Nerven-Bündel, die in den Penis bzw. die Schwellkörper ziehen. Bei der sexuellen Stimulation steuern diese Gefäß-Nerven-Bündel den für die Versteifung so wichtigen vermehrten Bluteinstrom. Ein erfahrener Operateur ist heute in der Lage, diese sensiblen Nerven zu erhalten. Bei Ausweitungen des Karzinoms auf diese Randbereiche muss das Gefäß-Nerven-Bündel jedoch entfernt werden. Bei der Erhaltung der Erektionsnerven kann nach der Operation bis zum Auftreten von spontanen Erektionen durchaus ein

Zeitraum von einem Jahr vergehen. Doch auch bei der Anwendung der nervenerhaltenden Operationstechnik hat ein Teil der Männer nach dem Eingriff keine für den Geschlechtsverkehr ausreichende Erektion mehr.

✓ Nach einer totalen Entfernung der Prostata ist auch mit einem veränderten Orgasmus zu rechnen. Da die Prostata ja nun keine Spermaflüssigkeit mehr produzieren kann, bleibt der Orgasmus nach der Operation „trocken".

✓ Durch die Unterbindung der Samenleiter und die Entfernung der Prostata verliert der Mann auch die Fähigkeit, Kinder zu zeugen.

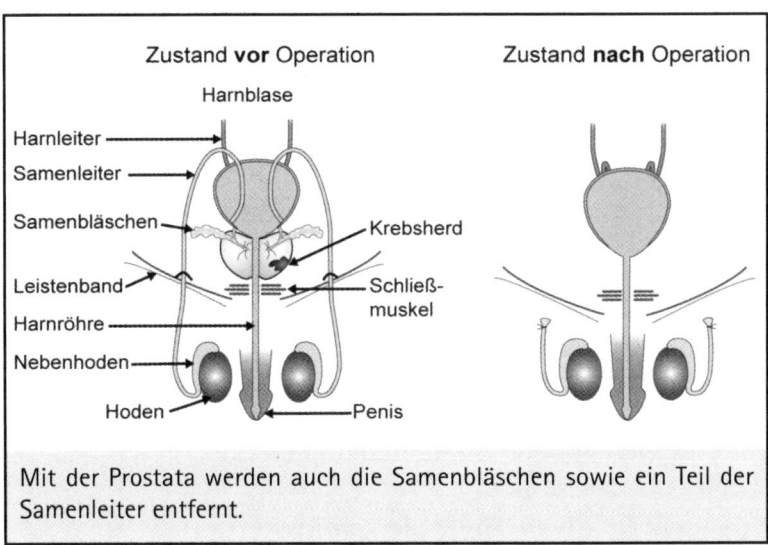

Mit der Prostata werden auch die Samenbläschen sowie ein Teil der Samenleiter entfernt.

Strahlentherapie

Alternativ zur Operation des Prostatakarzinoms ist die Behandlung mit Strahlung möglich. Eine energiereiche Strahlung kann die Tumorzellen schädigen und damit zum Absterben bringen. Dem Urologen stehen zwei verschiedene Techniken zur Verfügung:

Ein radiotherapeutisches Standardverfahren ist die sogenannte perkutane (durch die Haut) Bestrahlung

Diese Bestrahlung von außen zielt darauf ab, eine langfristige Heilung zu erzielen. Zunächst wird mittels Computertomographie die genaue Lage und Größe der Prostata bestimmt. Der Strahlenmediziner passt dann die Bestrahlung der Ausdehnung der Prostata an. Trotz der heute üblichen Planung des Strahlenfeldes können die empfindlichen Organe und Strukturen im Bereich der Prostata nicht vor Streustrahlung geschützt werden. Die so behandelten Patienten müssen daher mit einem gewissen Risiko von akuten Nebenwirkungen rechnen. Auch die Langzeitfolgen sind nicht unerheblich. Die Bestrahlung dauert normalerweise über sechs bis sieben Wochen an fünf Tagen die Woche. Bis der erwünschte Behandlungserfolg eintritt, dauert es wesentlich länger als nach einer Operation. Ein deutlich gesunkener PSA-Wert ist der Kontrollnachweis für eine erfolgreiche Strahlentherapie.

Für wen ist diese Therapie geeignet?

Die perkutane Bestrahlung des Prostatakarzinoms ist mit der heutigen Technik und Erfahrung eine mögliche Behandlungsalternative, die gerade für Männer höheren Alters mit entsprechenden Begleiterkrankungen oder auch mit einem schlechten allgemeinen Gesundheitszustand eingesetzt wird. Denn diese Strahlentherapie ist nicht schmerzhaft und narkosefrei.

Eine Bestrahlung ist einmal sinnvoll bei kleineren Tumoren bis T2a, wenn eine Operation Risiken birgt. Hat der Tumor eine größere Ausdehnung, T2b, sind die Lymphknoten befallen oder ist der Tumor gar über die Kapsel der Prostata hinausgewachsen, dann ist die Strahlentherapie noch vor der Operation die erste Wahl.

Folgende Vorteile bietet die perkutane Strahlentherapie

✓ geeignet für größere Tumore mit einem PSA-Wert von über 20 ng/ml in Kombination mit einer Hormontherapie. Die Strahlentherapie zerstört die Fähigkeit der entarteten Zellen zur Vermehrung. Das Gewebe bleibt im Körper, ist aber inaktiv.
✓ geeignet für ältere Männer mit Vorerkrankungen und schlechtem Gesundheitszustand
✓ ambulante und narkosefrei Behandlung
✓ schmerzfreie Behandlung für Männer, die sich nicht operieren lassen wollen

Folgende Nachteile sind zu erwarten:

✓ tägliche Besuche des Krankenhauses oder der Arztpraxis
✓ erhöhtes Risiko an erektiler Dysfunktion zu erkranken
✓ eine begleitende Hormontherapie muss noch bis zu zwei Jahre nach der Behandlung fortgeführt werden
✓ auftreten von Stuhl- oder Harninkontinenz

Brachytherapie – Strahlende Implantate zerstören den Krebs von innen

Bei dieser Therapie werden strahlende Implantate, sogenannte Seeds, in das metastasierende Gewebe der Prostata
eingesetzt. Diese Implantation erfolgt unter Ultraschallkontrolle. **Das Ziel dieser Implantate ist die vollständige
Zerstörung des Tumors von innen.** Diese Seeds haben
eine sogenannte Low Dose Rate und sind dennoch doppelt
so stark wie die Strahlendosis, die von außen zugeführt
werden kann. Nach vorausgegangener computerisierter
Planung werden bis zu 100 Reiskorn-große Stifte durch
Hohlnadeln über den Dammbereich in die Prostata implan-
tiert. Die einzelnen Strahlungsquellen haben nur eine
Reichweite von wenigen Millimetern und verlieren ihre
Strahlung nach etwa einem Jahr.

Für wen ist diese Methode geeignet?

Diese Methode eignet sich besonders für weniger aggressive Tumore bei Patienten, die bisher keine Probleme beim
Wasserlassen haben. Das Stadium des Tumors sollte T2a oder
niedriger sein. Auch sollte die Prostata weniger als 50 ml
Volumen haben und der PSA-Wert unter 10ng/ml liegen.

Diese Behandlung erfolgt in Voll- oder in Teilnarkose
des Unterleibs. Eine mehrfache Strahlenmessung, die so
genannte Dosimetrie, wird nach der Operation durchgeführt. Der Patient kann nach der ersten postoperativen Kontrolle das Krankenhaus oder die Arztpraxis verlassen. Doch
der Patient sollte sich nicht isolieren. Weder körperliche
Nähe noch intimer Kontakt stellen für die Partnerin ein
Problem dar. Ausnahmen bilden hier für ein paar Tage
Schwangere und kleine Kinder.

Folgende Vorteile bietet die Seeds-Implantation

- ✓ ambulant in einem Krankenhaus oder in einer speziellen Arztpraxis durchführbar
- ✓ geringes chirurgisches Risiko
- ✓ die Behandlung wird an einem Tag durchgeführt
- ✓ Erfolgsraten sind vergleichbar mit jenen der Prostatektomie, aber ohne deren Risiko und Nebenwirkungen
- ✓ geeignet auch für ältere Patienten mit eingeschränktem und schlechtem Gesundheitszustand

Folgende Nachteile sind zu erwarten:

- ✓ Männer mit Problemen beim Waserlassen können nach der Behandlung unter massiven Symptomen bis zum Harnverhalt leiden
- ✓ ähnlich wie bei der perkutanen Bestrahlung kann es zu einer erektilen Dysfunktion kommen

Hormontherapie

Die Tumorzellen bei einem Prostatakarzinom wachsen hormonabhängig. Männliche Geschlechtshormone steuern nicht nur die Entwicklung und Aktivität der gesunden Prostata. Testosteron und verwandte Hormone aus der Androgen-Gruppe fördern und stimulieren auch das Wachstum des Prostatakarzinoms.

Ein Ansatz in der Hormontherapie ist es, diese Androgene zu entziehen und damit eine Verkleinerung der Prostata und die Tumorrückbildung zu erreichen. Damit können die Krebszellen schlechter wachsen oder sterben sogar ab.

Diese Rückbildung des Prostatakarzinoms ist allerdings nie vollständig. Deshalb ist die klinische Wirkung des Hormonentzugs zeitlich begrenzt. Und doch kann das Karzinom über eine sehr lange Zeit kontrolliert werden. Nicht selten bis zum Zeitpunkt des natürlichen, nicht krebsbedingten Todes des Patienten. Die Hormontherapie über den Hormonentzug wird heute meist mit Medikamenten durchgeführt, die in größeren Zeitabständen als Depotspritze – sogenannte GnRH-Analoga – unter die Haut gesetzt werden. Das Depot hält, je nach Präparat, ein bis sechs Monate und muss dann erneuert werden. Diese Präparate stoppen die Produktion von Testosteron in den Hoden und der Nebenniere.

Für wen ist die Hormonentzugstherapie geeignet?

Die Hormonentzugstherapie eignet sich für Männer, die einen auf die Prostata begrenzten Tumor haben, bei denen aber eine Operation zu riskant ist. Auch eine Bestrahlung kommt für diese Patientengruppe wegen der zu erwartenden Nebenwirkungen nicht in Betracht.

Die Hormonentzugstherapie steigert den Erfolg einer Strahlentherapie bei größeren Prostatakarzinomen. Sie eignet sich auch als Dauerbehandlung bei Tumoren, die Metastasen in Knochen und andere Organe gestreut haben. Sie wird begleitend bei Patienten eingesetzt, bei denen sich nach einer Strahlentherapie oder Operation erneut ein Tumor gebildet hat und die einen Rückfall im Behandlungserfolg crleiden.

Eine neue Behandlungsmethode bei fortgeschrittenem Prostatakarzinom ist die schnelle und langfristige Unterdrückung von Testosteron, dem Hormon, dass das Fortschreiten und das Wachstum von Prostatakrebs anregt. Das Medikament Firmagon® ist ein sogenannter GnRH-Rezeptorenantagonist (Androgenrezeptorenblocker), der eine medizinische Kastration bewirkt. Durch die Senkung des Testosteronspiegels wird das Wachstum der Krebszellen verlangsamt.

Welche Vorteile bietet die Hormontherapie?

✓ Eine Hormontherapie des Prostatakarzinoms kann mit einer Heilung als Zielsetzung die Bestrahlung oder die Operation begleiten.
✓ Bei Patienten mit Fernmetastasen hat die Anwendung der Hormontherapie auf den Krankheitsverlauf einen lindernden Charakter.

Folgende Nachteile hat die Hormontherapie

✓ Bei einer Dauertherapie führt die Behandlung zu Veränderungen des Allgemeinzustandes. Depressive Verstimmungszustände, Antriebsarmut Niedergeschlagenheit und zeitabhängig auch eine Verringerung der Knochendichte (Osteoporose) sind möglich. Der niedrige Testosteronspiegel führt weiterhin zu Hitzewallungen, Schweißausbrüchen, erektiler Dysfunktion, Nachlassen der Leistungsfähigkeit, ggf. zur Schwellung der Brustdrüsen und einer großen Einschränkung der Lebensqualität.

Chemotherapie

Die Chemotherapie basiert wie die Strahlentherapie auf dem Prinzip, dass die Krebszellen angegriffen und zerstört

werden. Bei der Chemotherapie werden sogenannte Zellgifte eingesetzt, die sich vor allen Dingen auf schnell wach-
sende bzw. rasch teilende Zellen, wie etwa Krebszellen,
auswirken. In der Behandlung des Prostatakarzinoms ist
die Anwendung dieser Zellgifte nicht die erste Wahl, weil
die Hormontherapie weit bessere Möglichkeiten bietet,
gegen Metastasen und Lymphknoten mit Tumorbefall vor-
zugehen.

Derzeit kann eine Chemotheraphie den Krankheitsverlauf nur verzögern, aber nicht heilen. Mehrere neue Medikamente sind derzeit in der klinischen Prüfung und versprechen in neuen Kombinationen bessere Ergebnisse als
die alleinige Chemotherapie.

Diese Medikamente zählen zu den Angiogenesehem-
mern. Das heißt, sie verhindern die Durchblutung der
Krebszellen und treiben diese Krebszellen damit in den
Selbstmord.

Wie geht das Leben weiter – nach einer Krebstherapie?

Die Diagnose Prostatakarzinom ist für viele Männer von
einschneidender Bedeutung für ihre Lebensqualität. Häufig
wird die Diagnose Krebs wie ein Todesurteil erlebt. Durch
die Art und Weise der Untersuchungen wird Ihr weiteres
Schicksal mitbestimmt. Sprechen Sie offen mit Ihrem Arzt
über die Erkrankung, wie fortgeschritten sie ist und welche
Thcrapicmöglichkeiten zur Verfügung stehen.

Die meisten Behandlungen treffen Männer im Wesen
und Zentrum ihrer geschlechtlichen Identität. Bei den meis-

ten Behandlungen besteht ein hohes Risiko, dauerhaft unter einer erektilen Dysfunktion zu leiden. Auch wenn es für jedes Folgeproblem eine Lösung gibt, sehen viele Männer lieber sehenden Auges dem Tod entgegen, als den Rest ihres Lebens „sexuell verkrüppelt" zu sein.

Genau hier liegt der Denkfehler!

Denn auch dann, wenn nach dem Verlust der Gefäß-Nervenbündel die Blutzufuhr in die Schwellkörper des Gliedes nicht mehr spontan gestartet wird, kann die Erektionsfähigkeit erhalten bleiben. PDE-5-Hemmer sind das Mittel der Wahl. PDE-5-Hemmer sind eine Gruppe von Medikamenten, die eigens zur Behandlung der erektilen Dysfunktion (ED) entwickelt wurden. Zu ihnen zählen Sildenafil, Vardenafil und Tadalafil. Sie erreichen damit eine dauerhafte Erektion und auch die Orgasmusfähigkeit bleibt Ihnen erhalten. Der einzig spürbare Unterschied ist, dass die Prostata nicht mehr in der Lage ist, das Spermasekret zu bilden. Darum bleibt der Orgasmus trocken und es kommt nicht mehr zu einer Ejakulation.

Auch nach einer Prostata-Entfernung sind und bleiben Sie ein ganzer Mann!

Hüten Sie sich davor, Ihre Männlichkeit von der Gliedversteifung abhängig zu machen. Sprechen Sie mit anderen betroffenen Männern über Ihre Ängste und Probleme. Und beziehen Sie vor allen Dingen Ihre Lebensgefährtin mit ein. Denn sie wird bestimmt lieber die nächsten 20 oder 30 Jahre mit Ihnen neue sexuelle Praktiken erproben, als ohne Sie durchs Leben zu gehen!

Inkontinenzprobleme kann man beheben oder zumindest wesentlich abmildern

Gegen den ungewollten Urinverlust hilft Ihnen das Bekkenbodentraining von Seite 90. Damit stärken Sie gezielt Ihren Schließmuskel, fördern die Durchblutung und damit auch Ihre Erektionsfähigkeit. Die Übungen sind einfach nachzumachen und Sie können gleich morgen damit anfangen.

Die Nachsorge-Untersuchungen geben Ihnen Sicherheit, dass der Tumor vollständig entfernt wurde bzw. kein neuer Tumor entsteht. Auch nach einer radikalen Prostatektomie wird die Früherkennung fortgesetzt, da ein erneutes Wachstum eines Tumors immer möglich ist. Eine wesentliche Rolle bei der Nachsorge spielt auch die Erkennung und Behandlung möglicher Operationsfolgen. Der PSA-Wert charakterisiert die Anwesenheit von Prostatazellen im Körper. Bei einem erneuten Wachstum eines Karzinoms ist ein PSA-Anstieg ein zuverlässiger Hinweis.

Folgende Nachsorge-Untersuchungen werden durchgeführt

✔ Nachtasten des Prostata-Bettes
✔ Ultraschalluntersuchungen des Bauchraumes mit Hauptaugenmerk auf Harnabfluss, Nieren und Lymphknoten
✔ Transrektale Ultraschalluntersuchung
✔ Harnflussmessungen
✔ Kontrolle des PSA-Wertes
✔ Harnuntersuchung

Fazit

Zu den gängigen Therapieverfahren werden das aktive Beobachten, die offene radikale Prostatektomie, die Bestrahlung, die Hormontherapie und die Chemotherapie gezählt.

Bei einem beschwerdefreien Patienten mit einem kleinen Prostatakarzinom wird zunächst nicht behandelt, sondern nur streng überwacht zugewartet. Dies ist bei kleinen, auf die Prostata begrenzten Tumoren empfohlen (T1a).

Bei einem jüngeren Mann hat ein aggressiver Tumor und eine meist zu spät eingeleiteten Therapie dramatische Konsequenzen: Bei einem auf die Prostata begrenzten Karzinom (Stadium T1 und T2) wird meist mit der radikalen Prostatektomie operiert. Das ist die vollständige Entfernung der Prostata. Ein örtlich auf die Prostata begrenzter und kleiner Tumor (bis T2a) kann auch bestrahlt werden. Auch bei größeren Tumoren (T2b) ist das Tumorwachstum besser mit einer Strahlentherapie als mit einer Operation beherrschbar. Weitere Optionen sind die sogenannte Brachytherapie, bei der in die Prostata Strahlenquellen, sogenannte Seeds, eingebracht werden. Oder es erfolgt eine Hormontherapie des Prostatakarzinoms. Oft ist die Hormontherapie eine begleitende Behandlung zur Bestrahlungstherapie. Hauptsächlich wird sie bei Patienten eingesetzt, bei denen es zu Fernmetastasen gekommen ist. In dieser Situation hat sie einen lindernden wie heilenden Charakter.

Eine Chemotherapie ist für die Behandlung eines Prostatakarzinoms kein Verfahren der ersten Wahl und hat heute noch den Charakter der Schmerzlinderung und Lebensverlängerung.

Fazit:

Die beste Behandlung ist die Vorsorge. Gehen Sie ab dem 40. Lebensjahr regelmäßig zum Arzt. Nutzen Sie das Angebot und die immer besser werdende Diagnostik, die wir Ihnen hier in diesem Buch vorgestellt haben. Ernähren Sie Ihre Prostata gesund. Mit der richtigen Wahl der Lebensmittel und geeigneten Nahrungsergänzungsmitteln haben Sie schon einen großen Teil zum aktiven Schutz Ihrer Prostata selbst getan. Regelmäßige Liebeslust und Lebensfreude sind die beste Medizin. Lassen Sie sich beides nicht durch die Angst vor einer Prostata-Erkrankung nehmen. Wissen und Aufklärung geben Ihnen Sicherheit und machen Mut! Helfen Sie auch anderen Männern, indem Sie dieses Wissen weitertragen! Vielen Dank.

5-alpha-Reduktase
Enzym in der Synthese von männlichen Geschlechtshormonen, spaltet Testosteron

5-alpha-Reduktase-Hemmer
Wirkstoffklasse in der Behandlung der Prostata-Vergrößerung

Adenom
gutartiges Geschwulst

Adenomektomie
Entfernung des gutartigen Geschwulstes der Prostata

Adnexitis
Entzündung der Samenwege und der Prostata

Algurie
Schmerzen am Ende des Wasserlassens

alpha-Blocker
Wirkstoffklasse in der Behandlung der Prostata-Vergrößerung

Anamnese
Vertiefendes Erstgespräch mit dem Arzt über die Krankenvorgeschichte des Patienten

Androgene
männliche Geschlechtshormone

Androgenrezeptoren-Blocker
Medikamente, die sich an die Androgenrezeptoren der Prostata setzen und so die Wirkung von Testosteron verhindern

Ballondilatation
Engstellen werden durch Aufdehnung beseitigt

benigne
gutartig

benigne Prostatahyperplasie (BPH)
Krankheitszeichen, die von einer gutartigen Prostata-Vergrößerung kommen

benignes Prostatasyndrom (BPS)
gutartige Vergrößerung der Prostata durch Vermehrung der Zellen

Bilaterale Orchiektomie
beidseitige Hodenentfernung

Biopsie
Gewebeentnahme

Blasendivertikel
Ausstülpung der Blasenschleimhaut durch die Muskelschicht der Blasenwand hindurch

Blasenkatheter
Röhrenförmiges Instrument, das zur Harnableitung durch die Harnröhre in die Blase eingeführt wird

Brachytherapie
innere Bestrahlung eines Prostatakarzinoms

Chemotherapie
Behandlung mit chemischen Substanzen, die eine Wachstumshemmung von Tumorzellen bewirken

Computertomographie
computergestütztes röntgendia-
gnostischen Verfahren zur Her-
stellung von Schnittbildern des
menschlichen Körpers

Detrusor
Blasenwandmuskulatur

Dihydrotestosteron (DHT)
männliches Sexualhormon, entsteht aus Testosteron unter Ein-
wirkung der 5 alpha-Reduktase

Dranginkontinenz
unfreiwilliger Harnverlust

DRU
digital-rektale Untersuchung

Dysurie
schmerzhafter Harndrang mit
erschwertem Wasserlassen

Ejakulation
Samenerguss

Endoskop
optisches Instrument zur Untersuchung von Körperhöhlen

erektile Dysfunktion (ED)
Impotenz

Fernmetastasen
Metastasen, die weit entfernt vom
Ausgangstumor liegen

Hämaturie
Blut im Urin

Harninkontinenz
unfreiwilliger Harnverlust

Harnstottern
Unterbrechungen des Harnstrahls

Harnträufeln
Nachträufeln des Harns nach dem
Wasserlassen

Hormone
Botenstoffe zur Übertragung von
Signalen

Hyperaktive Blase
Reizblase

Hyperplasie
Vergrößerung eines Organs nur
durch Vermehrung von dessen
Zellen

imperativer Harndrang
plötzlicher, unkontrollierbarer
Harndrang

Indikation
Grund für die Anwendung eines
Verfahrens oder Heilmittels

invasiv
Operationstechniken, die in den
Körper eindringen

inzidentes Prostatakarzinom
zufällig bei der Untersuchung auf
Prostata-Vergrößerung gefunde-
nes Karzinom

IPSS
Internationaler-Prostata-
Symptom-Score Fragebogen zum
Wasserlassen

Ischurie
Akuter Harnverhalt

Karzinom
bösartiger Tumor

Kastration
chirurgische Entfernung der
Hoden oder medikamantöse Funk-
tionsausschaltung der Hoden

Kontraindikation
Gegenanzeige, die die Anwendung
eines Verfahrens oder Heilmittels
verbietet

kurativ
heilend

Laparoskopie
Schlüssellochtechnik bei der
Operation im Bauraum

**laparoskopische radikale
Prostatektomie**
Entfernung der Prostata mit dem
Endoskop

latentes Prostatakarzinom
Karzinom der Prostata fällt nicht
auf, sondern wird erst nach dem
Tod gefunden

Libido
Geschlechtstrieb

Lymphknoten
Filterstation für die Lymphe
(Gewebewasser)

Lymphom
Schwellungen von Lymphknoten
durch Entzündungen oder auch
Metastasen

maligne
bösartig

Metastase
ein vom Ursprungsort entfernt
entstandener Tumor

Miktion
Wasserlassen

Miktionsbeschwerden
Beschwerden beim Wasserlassen

minimal-invasiv
besonders schonende Operations-
verfahren, die in geringerem Maß
als üblich in den Körper eindringen

**nervenprotektive Operations-
technik**
nervschonende Operation

Nykturie
vermehrtes nächtliches Wasserlassen

Obstruktion
verminderter Harnfluss

okkultes Prostatakarzinom
Karzinom der Prostata lässt sich
nicht finden, obwohl Metastasen
vorliegen

Onkologie
Krebsforschung

Osteoporose
Verminderung der Knochendichte,
Knochenabbau

palliativ
lindernd

Palpation
Abtasten (hier: der Prostata vom Enddarm aus)

PDE-5-Hemmer
Medikamente zur Behandlung von Erektionsstörungen

perinale radikale Prostatektomie
Entfernung der Prostata über einen Dammschnitt

Perineum
Damm, Gewebe zwischen Hodensack und After

periprostatisches Nervenbündel
die Verletzung dieser Gefäß-Nervenbündel führt zu Impotenz

perkutan
durch die Haut gehend

Pollakisurie
häufiges Wasserlassen in kleinen Mengen

präventiv
vorsorglich

Prostatakarzinom (PCa)
Prostatakrebs

Prostatitis
Entzündung der Prostata

PSA
prostataspezifisches Antigen

radikale Prostatektomie
komplette Entfernung der Prostata

rehabilitativ
wiederherstellend, eingliedernd

Rektum
Mastdarm, verbindet Dickdarm und After

Resektion
Wegschneiden, operatives Entfernen von z. B. Prostatagewebe

retropubische radikale Prostatektomie (RPP)
Entfernung der Prostata über einen unteren Bauchschnitt

rezidiv
Rückfall einer Krankheit, Wiederauftreten nach einer erscheinungsfreien Periode

Score
Punktzahl bei einem Beurteilungssystem

Seeds
Kapseln mit einer radioaktiven Substanz

Sonographie
Ultraschalluntersuchung

Staging
Festlegen der Ausbreitung des Tumors nach bestimmten Kriterien

Striktur
Verengung eines Kanals

Substitutionstherapie
Medikamentöser Ersatz eines vom Körper selbst nicht mehr ausreichend gebildeten Stoffes, z. B. des Hormons Testosteron

Testosteron
männliches Sexualhormon

TNM-System
Einteilung bösartiger Tumore nach
ihrer Ausbreitung

transabdominal
durch die Bauchdecke hindurch

transrektal
durch den Enddarm

transurethral
durch die Harnröhre

**Transurethrale Resektion der
Prostata (TURP)**
Ausschaben der vergrößerten Prostata mit einer Elektroschlinge, die
durch die Harnröhre geführt wird

TRUS
Transrektale Ultraschall-
Untersuchung

TUEP
Transurethrale Elektrovaporisation
der Prostata

TUMT
Transurethrale Mikrowellen-
Therpie

Tumor
Geschwulst von Körpergewebe,
kann gutartig oder auch bösartig
sein

TUNA
Transurethrale Nadelablation der
Prostata

Urämie
Harnvergiftung

Urethra
Harnröhre

Uroflowmetrie
Harnflussmessung

Zytostatika
Wirkstoffe, die die Zellteilung verhindern oder erheblich verzögern